疡科心得集 刘涓子鬼遗方

清·高秉钧 撰

东晋·刘涓子 撰
南齐·龚庆宣 编

田代华 田 鹏 点校

田代华 金 星 点校

天津出版传媒集团
天津科学技术出版社

图书在版编目(CIP)数据

疡科心得集/(清)高秉钧撰;田代华,田鹏点校.
刘涓子鬼遗方/(东晋)刘涓子撰;(南齐)龚庆宣,编
;田代华,金星点校.--天津:天津科学技术出版社,
2003.9(2025.4重印)
(实用中医古籍丛书)
ISBN 978-7-5308-3503-6

Ⅰ.①疡…②刘… Ⅱ.①高…②刘…③田…④田
…⑤龚…⑥金… Ⅲ.①外科病证-中医学临床-清代②
外科病证-中医学临床-东晋时代 Ⅳ.①R26

中国版本图书馆CIP数据核字(2003)第050951号

疡科心得集 刘涓子鬼遗方
YANGKEXINDEJI LIUJUANZIGUIYIFANG

责任编辑:王 彤 梁 旭
责任印制:赵宇伦

出 版:	天津出版传媒集团 天津科学技术出版社
地 址:	天津市西康路35号
邮 编:	300051
电 话:	(022)23332377
网 址:	www.tjkjcbs.com.cn
发 行:	新华书店经销
印 刷:	天津市宏博盛达印刷有限公司

开本 787×1092 1/32 印张 15.25 字数 155 000
2025年4月第1版第4次印刷
定价:60.00元

总 目 录

疡科心得集 ·········· 001
刘涓子鬼遗方 ·········· 287

疡科心得集

清·高秉钧　撰

田代华　田　鹏　点校

内容提要

《疡科心得集》为清代名医高秉钧撰著。高氏字锦庭,锡山(今江苏无锡)人。曾师从范圣学、杜云门,精通内外科,尤以外科驰名于江浙间。

本书共三卷,成书于嘉庆十年乙丑(1805),是高氏外科临证经验的总结。高氏穷研《内经》,博综经典,主张治外必本于内;治疮疡须分阴阳虚实;提出了"毒攻五脏"的主要证候;确立了"按部求因"的辨证方法;还创立了新的外科编写体例,每以两证互相发明,使各证治法昭然若揭;并于书末汇集了260余首外科常用方剂。该书对当今外科治疗仍有重要参考价值。

本次点校,以嘉庆十一年丙寅(1806)本书初刻本为底本,以尽心斋本、日升山房本和文瑞楼本为对校本,以所引诸书为他校本,并结合本校和理校,对全书进行了精细的校勘和简明的注释,以满足广大读者的需求。

点校说明

《疡科心得集》为清代名医高秉钧撰著。高氏字锦庭,锡山(今江苏无锡)人。生于乾隆乙亥年(1755),卒于道光丁亥年(1827),享年73岁。曾师从范圣学、杜云门,勤奋好学,精通内外科,尤以外科驰名于江浙间。除著有《疡科心得集》外,尚有《谦补斋外科医案》《高氏医案》及《景岳新方歌》传世。

《疡科心得集》共三卷,成书于嘉庆十年乙丑(1805),是高氏30余年外科临证经验的总结。高氏穷研《内经》,博综经典,申明外疡实从内出,主张治外必本于内,并列举诸种内治原则,以纠正世俗只知外治的时弊。高氏并根据疮疡的发病特点,指出在上部者属风温风热,在下部者属湿火湿热,在中部者属气郁火郁,从而确立了"按部求因"的辨证方法。书中还对"毒气内陷"做了总结,提出"毒攻五脏"的主要证候:"毒入于心则昏迷,入于肝则痉厥,入于脾则腹疼胀,入于肺则喘嗽,入于肾则目暗手足冷。"又认为治疮疡必分阴阳虚实,主张"阳毒可以攻毒,阴毒必须补正";"未溃以疏托解毒为主,已溃以托补元气为主",完全符合临床实际。其编写体例,亦不循疡科旧例,每以两证或三证互相发明,或同治,或异治,从而使诸证治法昭然若揭。另外,本书还于书末汇集了260余首外科常用方剂,有些则是家藏秘方,对治疗多种外科疑难病证具有重要参考价值。

本书初刊于嘉庆十一年丙寅(1806),很快流传全国,深受外科医家欢迎,仅时隔三年,尽心斋便于嘉庆十四年己巳(1809)再版印行。现存版本除上述两种外,尚有光绪二十七年辛丑(

1901）无锡日升山房刻本,及光绪三十二年丙午（1906）文瑞楼石印本。由于该书编著、刊刻距今较近,故各本内容几乎完全相同。本次校勘,乃以嘉庆十一年丙寅刻本为底本,以尽心斋本、日升山房本及文瑞楼本为对校本,以所引诸书为他校本,并结合本校和理校整理而成,具体处理方法如下。

一、将原书竖排改为横排,繁体字改为规范简化字,采用现代标点方法对原文重新句读。凡书中用"右"字代表上文者,则按横排习惯改为"上"字。

二、对原书中的俗写字、异体字及古今字,包括中药中的俗名、异名,均以现代常用字适当加以规范,除部分仍需保留者外,尽量前后律齐。如衹与只,圆与丸,泯与泯,射香与麝香,五桔子与五倍子,梹榔与槟榔,灯芯与灯心,白芷与白及,百步与百部,五茄皮与五加皮,白藓皮与白鲜皮,斑毛、斑猫与斑蝥等,均以后者律之，不再出校。对容易引起歧义的通假字，则尽量改回为本字。如燥与躁，穰与瓤，疯与风，薰与熏，痿与萎，腕与肮，隔与膈，磁与瓷等，凡义属后者，均改为后字，亦不出校。但对某些习惯用字，如荣与营、症与证等，则视具体情况处理，而不强求一律。

三、凡底本中因写刻致误的明显错别字，如己作已、炸作砟等，予以径改，不出校。凡底本与校本互异，显系底本误、脱、衍、倒者，予以勘正，并出校注明据改、据补、据删、乙正之版本、书名或理由；若难以判定是非或两义均通者，则出校并存，不改原文，或提出倾向性意见；若属一般性虚词，或义引、节引他书而无损文义者，或底本不误而显系校本讹误者，则一般不予处理。凡底本与校本虽同，但据本书体例、文义判定确属有误者，亦予以勘正，并出校注明校改理由；若虽疑有误而难以断定者，则不妄改原文,只出校注明疑误之处。

四、本次注释仅限于冷僻字词或难以理解的名词术语,不作句释或烦琐考证。注音采用拼音与同音汉字相结合。

由于整理者水平所限,疏漏之处在所难免,祈望同仁学者不吝示教。

田代华

2002年3月于千佛山下

郭 序

忆余幼时,偕郑春江姊丈同受业于淮南姜村阮师之门。时松陵灵胎徐丈往来吴中,旅居与姜村师衡宇相望也,亦频相过从,每窃闻其绪论。徐丈方辑《难经经释》诸书,尝质正于师。师曰:丈之外科,洵①精且博矣。而用力乃专意于内科何哉?丈曰:凡言外科者,未有不本于内科者也,若不深明内科之旨,而徒抄袭旧方以为酬应,鲜有不蹈橐驼肿背之诮矣。余心韪②之。今阅高子锦庭之书而益信。锦庭积学工医,临证已三十余年,精习经方,洞晓脉理,虽治外科,而必熟复于《内经》诸圣贤之书,洵能探其本不袭其末者欤! 故其治病也,不胶于成见,不涉于附

---

① 洵(xún血旬):诚然;实在。
② 韪(wěi伟):是;对。

和,或症同而治异,或症异而治同,神存于心手之际,务使三缚悉除,四难并解,非意会于中,超然有悟者,其孰能之!颜曰《心得》,诚自道其所得也。书成将付剞劂,以嘉惠后学,可见用心之厚。而世之习是科者,得此书而循诵习传,奉如圭臬,亦可不迷于向往也已。今灵胎徐丈之哲嗣渔村先生,世其家学,公卿倒屣①,名重海内,与予春江姊丈有姻谊,暇日当寄览焉,未知渔村以为何如?

嘉庆丙寅仲夏吴趋郭一临题于锡学之如舟小舍

---

① 倒屣(xǐ徙):屣,鞋子。倒屣,言急于迎客,竟把鞋子穿倒。形容客人备受欢迎。

杨　序

医者意也。昔人谓意之所解，口不能宣，而著书为无益。语虽超妙，而不得其平。向使《灵枢》《素问》诸经不传于世，而周秦以下鲜有论述，则后世益惊疑回惑于生死之交，而庸医之误人者，直恒河沙数矣。夫应变呼吸，得心应手，驱使草木，如行三军，此不可得而言也。至于血脉、经络、阴阳、表里之会，审乎百病之原而兼治之，是犹闭门造车，出门合辙，何不可言，而亦何可不言。锡山高子锦庭以疡医名。习是业者，往往不衷于古，不通于今，守其不经之才，变万而治一，毒流于人而不自知其非。高子则曰外科必从内治，熟读《内经》然后可以临证。故其视疡也，先究乎色声味之淫，进察乎精气神之变，寒热虚实，洞见症结，由是副杀①以破之,针灸以出之。当其定方,则又君臣佐使,子母兄弟井井然,铢两因心②,盖病家之濒于危而受活者不少焉。余莅锡数载,家人有患疡,属③治辄效。今年夏,幼子肿发于面,自唇齿间延缘颊颧而及于目,恶月④溃腐,甚创且殆。高子乃傅以良膏,饮以和剂,拔毒剔骨,痂脱而病瘥。迨入冬,余姊陡发肝气,日夜掣痛,以年逾六旬,平素气血虚怯,深患之。亟延高子至,曰:痈脓已成,幸生皮里膜外。刺之脓出盏许,痛止即安,余甚感之。既乃出所为书,丐余叙。读其论,幼孩有所谓腮与多骨及肠痈者,即余家之两病。其他辨析微至,历有经验,而创

① 副(guā 瓜)杀:副,通"刮"。《周礼·天官·疡医》:"副杀之齐(剂)。"郑玄注:"刮,刮去脓血;杀,谓以药食其恶肉。"

② 铢两因心:用药剂量随心所用。铢,古代计量单位,24铢等于1两。

③ 属:通"嘱",嘱托。

④ 月:同"肉"。

论获解,虽前人或未之逮,然后叹高子之肱折深,而其书未可以暗昧而不显也。因亟劝之梓,而名其集曰《心得》。是固医之所以为意,绝非有胶柱①之迹存,且能深悯夫庸医之误人,有以发其蒙而救其失,其用意尤厚矣。嗟乎!士大夫高谈经济,或鲜能及物,而仁人君子之术,顾得诸方技之中,则是书之有裨于世,岂浅显哉!至若运用之妙,则非高子不能言,而余又乌能代为言耶。

　　嘉庆乙丑小春上浣山右杨润叙

---

　　①胶柱:为"胶柱鼓瑟"之简语,比喻拘泥不知变通。

孙　序

医家内外科,并有起死之责,毫厘之误,人命系之。世人重内轻外,于疡科每易言之。职是科者,又皆廉材肤学,不深明脉气浅深虚实之辨,药性君臣佐使之宜,墨守其术,以祈投合。呜呼!其幸不败裂者亦仅矣。高子锦庭,系内外两科范圣学、杜云门之高弟,究心《灵枢》《素问》,探索有年,洞垣一方①,识其症结,盖其内外科之学,皆有心得。又悯疡科之误人也,故专论之,亦仁人君子之用心矣。顷②出所著见示,名曰《心得集》,标识形象,而必探论本原,量其阴阳强弱,以施治疗。余按《周礼·天官》,疡医掌

---

① 洞垣一方:能洞察墙壁另一方的情况。意谓认识透彻。洞,洞察。垣,墙壁。

② 顷:不久以前。

肿疡、溃疡、金疡、折疡之祝药劀杀之齐。注家谓：劀者刮去脓血，杀者以药食其恶肉。又曰：凡疗疡以五毒攻之，以五气养之，以五药疗之，以五味节之。注谓：既劀杀攻尽其宿肉，然后养之五气，盖五谷之误，节节成其药力，此可以见古者疡药攻补兼施之明证。今之业是者，惟持攻毒之方，治其外而不知其内，循其末而不论其本，无怪乎学医人费也。高子是书出，使人知必深明内科，始可言外科，不得仅执成方，率尔从事，其有功于世，岂浅显哉。

嘉庆十年小春下浣孙尔准书

例　　言

——余禀性疏愚，见闻谫陋，岂于方书敢云博览？第三十年来，临证参详，颇有心得。兹集中议论，时著鄙见，其有当于古人与否，未敢自必，望高明教之。

——是集论列诸证，不循疡科书旧例，每以两证互相发明，而治法昭然若揭。其中有两证而同一治者，亦有两证而治各异者，如发背、搭疽、流注、腿痈，虽生两处，而治法则一；如乳痈、乳痰及颈项火痰、疬痰，即发一处，而治法各异。总以虚实阴阳寒热分别，临证者务以意会之，审辨明确，然后用药始无所失。

——是集编次诸证，前后依人身上中下为序例。他如痘毒、疯疮、广疮、结毒等类，发无定处，不能属于何部者，另列于后，始不致牵率混淆，以便如例检阅。

——是书未入内景经络之图,不详本草气味之论,以古人成书俱在,考镜有资,毋庸赘述。学者稽古证今,寻求此集,与前哲当有印合处,知虞初之本有自①也。

——是集采摭古人处,俱系集腋成裘。间有一二录其原论者,则标其姓氏于首,余俱不及著名,以难于备载也。并非掠美,识者谅诸。

——集中所举汤头丸散膏丹,有可通用者,有不可通用者,若于逐条论后详载,未免复出烦冗,今概列于后,查阅较为简易。

——世俗每称我有秘方,我有不惜工本好药,每遇病即执秘方施治,不明药中气味,不识疡发根源,阴阳寒热,药不

---

① 虞初之本有自:虞初,汉人。此句典出《张衡赋》:"小说九百,本自虞初。"喻指书中所言有所本。

对证,反受其误。是书悉究病因,用药不执板法,虽曰外科,实从内治。窃以为得古圣贤之心法,故名之曰《心得》。

——大方中有四绝证,疯、痨、臌、膈是也。疡科中亦有四绝证,谓失荣、舌疳、乳岩、肾岩翻花是也。此外诸证,明其阴阳寒热,知其气血标本,俱可医治。然亦有不愈者,如脑疽、发背、疔毒,正虚邪实,毒甚营枯,津液耗伤,正不敌邪,火毒内陷,致有神昏闭脱,及阴证之肾俞虚痰、阴寒附骨,脓出清稀,日久不敛,精神疲乏,胃衰脾败,谷食渐减,形神俱夺,气血不能来复,或潮热自汗,或昼夜热不退,致成损怯而毙,其论俱详叙集中,细心求之,临证自有把握。

——是书凡有紧要外疡,俱已论列,其余零星细证,名目犹多,兹不繁载者,非敢为遗漏也。盖以疡科之证,在上部者,俱属风温风热,风性上行故也;在下部者,俱属湿火湿热,水性下趋故也;在中部者,多属气郁火郁,以气火之俱发于中也。其间即有互变,十证中不过一二。集内所论,颇已详括,余证悉可参悟而得,毋俟再为拈示也。

——景岳先生《新方八阵》,悉皆平生心得经验之方,立法纯粹以精,能补前贤所未备。习斯业者,日夕浸润而不觉,蒙其惠者,饮食仁寿而有余,惜无歌括成书,便人诵习。余师圣学范先生,临证之暇,曾囊括成章,如汪切庵《汤头歌括》之例,然简而未备;兹表兄吴鹤山复为增润,汇为一帙,因附刻于集后①,以公同好,亦足为博古之一助云。

---

① 附刻于集后:按《新方八阵歌诀》与本书内容无关,故删之。

目　　录

卷上 ·· 041
  疡证总论 ································· 041
  疡科调治心法略义 ··················· 044
  申明外疡实从内出论 ················ 048
  辨脑疽对口论 ·························· 050
  脑疽后论 ································· 052
  辨百会疽玉枕疽论 ··················· 054
  辨夭疽锐毒虚实论 ··················· 055
  辨大头瘟抱头火丹毒论 ············ 056
  辨鬓疽额疽论 ·························· 059
  辨凤眉疽眉心疔眉发论 ············ 061
  辨眼丹眼漏论 ·························· 062
  辨眼胞菌毒眼胞痰核论 ············ 063
  辨鼻渊鼻痔鼻齇论 ··················· 064
  辨龙泉疔虎须疔颧骨疔论 ········· 066

辨唇疔茧唇舐唇疳论 …………………… 068
辨口疮口糜论 …………………………… 069
辨婴孩螳螂子雪口疳梅花疳论 ………… 070
辨牙咬托腮寒热虚实传变骨槽论 ……… 071
骨槽风后论 ……………………………… 073
辨牙漏牙宣牙疔论 ……………………… 075
辨走马牙疳风热牙疳牙痈论 …………… 076
辨舌喑舌痹论 …………………………… 078
辨木舌舌衄论 …………………………… 080
辩舌疳牙岩舌疔论 ……………………… 080
辨悬痈舌论 ……………………………… 082
辨喉蛾喉痈论 …………………………… 083
辨缠喉风虚实不同及小儿马脾风论 …… 085
辨喉疳喉菌论 …………………………… 086
辨喉痹喉癣论 …………………………… 087
辨梅核气喉喑论 ………………………… 089
辨烂喉丹痧顺逆论 ……………………… 091
　附：王步三先生烂喉丹痧论 ……… 092
辨耳痈耳菌虚实论 ……………………… 093
辨鸬鹚瘟俗名土婆风耳根痈异证 ……… 095
同治论 …………………………………… 095
辨发颐豌豆疮论 ………………………… 097

辨颈痈锁喉痈论 ……………………… 098
辨风热痰惊痰论 ……………………… 099
辨瘰疬瘿瘤论 ………………………… 100
辨缺盆疽膻痈胛痈论 ………………… 104
　附：汤森亭先生肩背臂膊诸痛论 … 105
辨夹痈米疽论 ………………………… 106
辨臂痈鱼肚发论 ……………………… 107
辨骨蝼疽垂臂发论 …………………… 108
辨石榴疽鹅掌风论 …………………… 109
辨蝼蛄串肘痈肘后毒论 ……………… 110
辨手腕痈兑疽论 ……………………… 111
辨手发背手心毒托盘疔论 …………… 112
辨手丫发合谷疽论 …………………… 113
辨蛇头疔蛇眼疔水蛇头论 …………… 114
辨代指蛀节疔鳅肚疔论 ……………… 115

卷中 …………………………………… 117

辨失营马刀生死不同论 ……………… 117
辨发背搭手阴阳虚实异证同治论 …… 119
辨胸发疽膻中疽甘疽论 ……………… 123
辨肺痿肺痈论 ………………………… 124
　附：喻嘉言先生肺痈肺痿论 ……… 125
辨井疽心漏论 ………………………… 128

辨幽痈赫痈冲疽论 …………………… 130
辨乳癖乳痰乳岩论 …………………… 131
辨乳痈乳疽论 ………………………… 133
辨捧心痈腊 …………………………… 136
痰论 …………………………………… 136
辨胃脘痈痈论 ………………………… 137
辨胁痈肋痈论 ………………………… 139
辨腹痈脐痈脐漏论 …………………… 140
辨小儿脐风及脐汁不干论 …………… 141
辨癥瘕痃块论 ………………………… 142
辨大肠痈小肠痈论 …………………… 143
辨小腹痈缓疽论 ……………………… 146
辨肾俞发鹳口疽论 …………………… 147
辨肠风脏毒论 ………………………… 148
辨脱肛痔漏论 ………………………… 151
辨肛门痈脏头毒偷粪鼠论 …………… 154
辨臀痈骑马痈论 ……………………… 156
辨胎火胎毒及猴狲疳论 ……………… 157
辨小儿赤游丹游火论 ………………… 158
辨囊痈悬痈论 ………………………… 160
辨附骨疽附骨痰肾俞虚痰论 ………… 161
辨流注腿痈阴阳虚实异证同治论 …… 163

辨大腿痈阴包毒论 ······················· 166
辨鹤膝风人面疮论 ······················· 167
辨膝盖痈疵疽论 ························· 168
辨委中毒膝眼毒论 ······················· 169
辨鱼肚毒腓腨疽黄鳅痈论 ··············· 170
辨跗阴疽接骨发论 ······················· 171
辨足跟疽厉痈论 ························· 173
辨脚发背脱疽论 ························· 174
辨涌泉疽足底疔论 ······················· 177
辨漏蹄风驴眼疽论 ······················· 178
辨历节风漏肩风论 ······················· 179

卷下 ·· 181
  杨梅疮结毒总论 ························· 181
  辨下疳论 ································· 183
  辨肾岩翻花绝证论 ······················· 185
  辨鱼口便毒论 ···························· 186
  辨痘毒总论 ······························· 187
  辨诸疮总论 ······························· 189
  辨臁疮血风疮论 ························· 190
  辨天疱疮翻花疮论 ······················· 191
  辨脓窠疮黄水疮论 ······················· 193
  辨疥疮痤痱疮论 ························· 193

辨白秃疮肥疮论 ······ 195
辨湿毒疮肾脏风疮论 ······ 195
辨蜘蛛疮漆疮冻疮论 ······ 196
辨跌打损伤及杖疮合论 ······ 197
辨大麻疯论 ······ 200

方汇 ······ 202

卷上 ······ 202

黄连泻心汤 ······ 202
温胆汤 ······ 202
犀角地黄汤 ······ 202
羚羊角散 ······ 202
真人活命饮 ······ 203
疏肝流气饮 ······ 203
万灵丹 ······ 203
荆防败毒散 ······ 204
犀角升麻汤 ······ 204
五福消毒丹 ······ 204
五利大黄汤 ······ 205
五香连翘汤 ······ 205
通气散 ······ 205
犀角散 ······ 205
芩连消毒饮 ······ 205

连翘汤 ·················· 206

定痛托里散 ·················· 206

托里黄芪汤 ·················· 206

普济消毒饮 ·················· 206

通圣消毒饮 ·················· 207

小柴胡汤 ·················· 207

清凉救苦散 ·················· 207

黄连解毒汤 ·················· 208

如意金黄散 ·················· 208

清肝益营汤 ·················· 208

托里消毒散 ·················· 209

栀子清肝汤 ·················· 209

鼠粘子汤 ·················· 209

神效黄芪汤 ·················· 209

苍耳散 ·················· 210

六味地黄汤 ·················· 210

补中益气汤 ·················· 210

加味逍遥散 ·················· 210

辛夷散 ·················· 211

辛夷清肺饮 ·················· 211

凉膈散 ·················· 211

凉膈清脾饮 ·················· 211

紫雪丹	211
至宝丹	212
夺命丹	212
蟾酥丸	213
归脾养营汤	213
清凉甘露饮	213
知柏四物汤	214
四物逍遥散	214
理中汤	214
八珍汤	214
十全大补汤	215
升阳散火汤	215
甘露饮	215
知柏八味丸	215
大补阴丸	215
玉女煎	216
清胃散	216
归芍地黄汤	216
牛蒡解肌汤	216
地黄饮子	216
四物汤	217
导赤散	217

归芍异功散 …………………… 217
桂附八味丸 …………………… 217
龙胆泻肝汤 …………………… 217
麻杏甘膏汤 …………………… 218
银花解毒汤 …………………… 218
清燥救肺汤 …………………… 218
半夏厚朴汤 …………………… 218
苏子降气汤 …………………… 219
升麻葛根汤 …………………… 219
葛根芩连汤 …………………… 219
升麻鳖甲汤 …………………… 219
金匮肾气丸 …………………… 219
连翘败毒散 …………………… 220

卷中 …………………………… 220

益气养营汤 …………………… 220
和营散坚丸 …………………… 221
加味四物汤 …………………… 221
豆豉饼 ………………………… 221
琥珀膏 ………………………… 222
必效散 ………………………… 222
遇仙无比丸 …………………… 223
柴胡清肝汤 …………………… 223

人参养营汤 …………………… 224

雄黄散 ………………………… 224

护心丹 ………………………… 224

乌金膏 ………………………… 224

内疏黄连汤 …………………… 225

葶苈大枣泻肺汤 ……………… 225

内补黄芪汤 …………………… 225

神授卫生汤 …………………… 226

参芪内托散 …………………… 226

橘叶汤 ………………………… 226

元寿丹 ………………………… 226

赤豆薏苡仁汤 ………………… 227

大射干汤 ……………………… 227

牡丹皮散 ……………………… 227

三仁汤 ………………………… 227

四妙汤 ………………………… 227

化毒除湿汤 …………………… 228

蜡矾丸 ………………………… 228

五苓散 ………………………… 228

活血散瘀汤 …………………… 229

薏苡仁汤 ……………………… 229

附子苡仁败酱散 ……………… 229

四君子汤 …………………… 229
滋阴除湿汤 ………………… 230
和气养营汤 ………………… 230
滋肾保元汤 ………………… 230
琥珀蜡矾丸 ………………… 230
先天大造丸 ………………… 231
不换金正气散 ……………… 232
六君子汤 …………………… 232
参苓白术散 ………………… 232
赤石脂余粮汤 ……………… 232
黑地黄丸 …………………… 232
内消沃雪汤 ………………… 233
桂枝和营汤 ………………… 233
当归清营汤 ………………… 233
萆薢汤 ……………………… 234
阳和汤 ……………………… 234
溃坚汤 ……………………… 234
虎潜丸 ……………………… 234
独活寄生汤 ………………… 234
萆薢化毒汤 ………………… 235

卷下 ………………………… 235
化斑解毒汤 ………………… 235

防风通圣散 …… 235
升麻葛根汤 …… 236
麻黄一剂饮 …… 236
仙遗粮汤 …… 236
金蝉脱甲酒 …… 237
芎归二术汤 …… 237
五宝丹 …… 237
十味淡斋方 …… 238
清肝导滞汤 …… 239
土草薢汤 …… 239
芦荟丸 …… 240
二妙散 …… 240
四妙丸 …… 240
解毒雄黄散 …… 240
石珍散 …… 240
藜芦膏 …… 241
又方 …… 241
普济丹 …… 241
蛇床子散 …… 241
一扫光 …… 242
芥灵丹 …… 242
消风散 …… 242

绣球丸 …………………… 243

制柏散 …………………… 243

四生散 …………………… 243

黄蜡膏 …………………… 243

复元活血汤 ……………… 244

没药降圣丹 ……………… 244

玉真散 …………………… 244

补遗 ………………………… 245

白虎汤 …………………… 245

归脾汤 …………………… 245

清营解毒汤 ……………… 245

泻火救肺汤 ……………… 246

柑橘汤 …………………… 246

清肝解郁汤 ……………… 246

大黄汤 …………………… 246

旋复葱绛汤 ……………… 247

金铃子散 ………………… 247

鳖甲煎丸 ………………… 247

疏肝导滞汤 ……………… 247

羌活胜湿汤 ……………… 248

萆薢渗湿汤 ……………… 248

苦参汤 …………………… 248

通天再造散	248
醉仙散	249
苦参丸	249
硇砂散	250
翠云锭	250
清凉丸	250
北庭丹	251
蛤粉散	251
鹅黄散	251
太乙膏	251
黄连膏	252
金黄散	252
托里散	252
麦味地黄丸	253
红棉散	253
逍遥散	253
千金苇茎汤	253
牛蒡子散	254
石膏散	254
托里消毒汤	254
延寿丹	254
牡丹皮汤	254

七味神圣汤 ·················· 255

黄芪柴胡汤 ·················· 255

鸡子大黄丸 ·················· 255

凉血消风散 ·················· 255

神应养真丹 ·················· 255

四苓散 ·················· 256

万应膏 ·················· 256

口痔药 ·················· 256

杀痔药 ·················· 256

化脓生肌膏 ·················· 256

夹纸膏 ·················· 256

国老散 ·················· 256

隔蒜灸法 ·················· 256

神灯照法 ·················· 257

桑枝灸法 ·················· 257

家用膏丹丸散方 ·················· 257

红升丹 ·················· 257

白降丹 ·················· 258

应用膏 ·················· 261

万灵膏 ·················· 261

内伤膏 ·················· 262

紫金膏 ·················· 263

肉桂膏 …………………… 264

紫霞膏 …………………… 264

白玉膏 …………………… 264

玉红膏 …………………… 265

千捶红玉膏 ……………… 265

千捶绿云膏 ……………… 266

十层膏 …………………… 266

麻黄膏 …………………… 267

玉枢丹 …………………… 267

黎洞丹 …………………… 268

梅花点舌丹 ……………… 268

西黄化毒丹 ……………… 268

疡余化毒丹 ……………… 269

痘后化毒丹 ……………… 269

猴疳化毒丹 ……………… 269

紫金锭 …………………… 270

八将丹 …………………… 270

八宝丹 …………………… 270

十宝丹 …………………… 271

生肌散 …………………… 271

珍珠散 …………………… 271

神妙生肌散 ……………… 271

冰硼散 ·············· 272

冰青散 ·············· 272

珠黄散 ·············· 273

珠宝散 ·············· 273

阳铁箍散 ············ 273

阴铁箍散 ············ 274

日用应酬围药 ········ 274

四黄散 ·············· 274

紫灵散 ·············· 275

五香丸 ·············· 275

万消化坚丸 ·········· 275

化坚丸 ·············· 276

八反丸 ·············· 276

五龙丸 ·············· 277

洞天救苦丹 ·········· 277

虎潜丸 ·············· 278

九龙丹 ·············· 278

分清泄浊丸 ·········· 278

广毒至灵丹 ·········· 279

增制史国公药酒方 ···· 279

祛病延年药酒 ········ 279

太乙丹 ·············· 280

唐栖痧药方 …………… 280
诸葛行军散 …………… 281
和伤末药 ……………… 281
大麻疯方 ……………… 281
治疯药酒方 …………… 283
治疯丸药方 …………… 284
白癜风搽药方 ………… 284
退管丸药 ……………… 284

卷 上

疡证总论

人身一小天地也。天有日月星辰，地有山川草木，人有五脏六腑，不外乎阴阳气化而已；气化不能有全而无偏，有顺而无逆，故天有时而失常，地有时而荒芜，人有时而疾病。夫病之来也，变动不一，总不越乎内证、外证两端。而其致病之由，又不越乎内因、外因二者。何谓内因？喜、怒、忧、思、悲、恐、惊，七情也，阴也。何谓外因？风、寒、暑、湿、燥、火，六气也，阳也。发于阳者，轻而易愈，发于阴者，重而难瘥，内科外科，俱是一例。今以内科论之，如疯、痨、臌、膈诸证，此发于脏者也，阴也，治之不易愈；如伤寒、疟、痢诸证，此发于腑者也，阳也，治之易愈。伤寒之传经，在阳经者易愈，在阴经者不易愈，夫人能知之。而外科之证，何独不然。有由脏者，有由腑者，有在皮肤肌骨者，无非血气壅滞，营卫稽留之所致。发于脏者，其色白，其形平塌，脓水清稀，或致臭败，神色痿惫，阴也；发于腑者，其色红而高肿，脓水稠黏，神清气朗，阳也，此其大概也。细论之，发于脏者为内因，不问虚实寒热，皆由气郁而成，如失营、舌疳、乳岩之类，治之得法，止可带疾终天而已。若发于腑，即为外因，其源不一，有火热助心为疡，有寒邪伤心为疡，有燥邪劫心为疡，有湿邪壅滞为疡，此俱系天行时气，皆当以所胜治之。又有寒邪所客，血气不通者，反寒热大作，烦躁酸疼而似热，热邪所胜，肉腐脓腥，甚至断筋出骨，以致声嘶色败而似寒；又有劳汗当风，营逆肉里，而寒热难辨者。又有不内外因者，膏粱之积，狐蛊之感，房劳之变，丹石之威，无不可作大疔、成大痈；即如误食毒物，跌压杖棒，汤火虫兽等伤，亦皆作痛作脓，总由营气不从之所致也。然则治之奈何？亦在审其脉以辨其证而已。大约疮疡未溃之先，脉宜有余；已溃之后，脉宜不足。有余者，毒盛也；不足者，元气虚也。倘未溃而现不足之脉，火毒陷而元气虚也；已溃而现有余之脉，火毒盛而元气滞也。按定六部之脉，细察虚实，其间宜寒、宜热、宜散、宜收、宜攻、宜补、宜逆、宜从，总以适事为故，未可鲁莽图治也。在疮疡之部位，其经络气血之循行，即伤寒之经络也。伤寒无定形，故失治则变生。外证虽有一定之形，而毒气之流行亦无定位。故毒入于心则昏迷，入于肝则痉厥，入于脾则腹疼胀，入于肺则喘嗽，入于肾则目暗手足冷；入于六腑，亦皆各有变象，兼证多端，七恶叠见。《经》曰：治病必求其本。本者何？曰脏也，腑也，阴阳也，虚实也，表里也，寒热也。得其本，则宜凉、宜温、宜攻、宜补，用药庶无差误；倘不得其本，则失之毫厘，谬以千里,可不慎诸?

疡科调治心法略义

《内经》曰:诸痛疮疡①,皆属于心。又曰:营气不从,逆于肉里,乃生痈肿。又曰:膏粱之变,足生大疔。又曰:汗出偏沮②,使人偏枯,汗出见湿,乃生痤痱。又曰:开合不得,寒气从之,乃生大偻。又曰:地之湿气,感则害人皮肉筋脉。由此数者而穷之,则知脏腑受病之根源,皮肉结疡之枝叶也。向使内无郁热蕴蓄于中,外无湿热侵袭于内,则肌肉流畅,气血和平,痛何从生,疽何从作乎?凡治痈肿,先辨虚实阴阳。《经》曰:诸痛为实,诸痒为虚,诸痈为阳,诸疽为阴。又当辨其是疖、是痈、是疽、是发、是疔等证,然后施治,庶不至于差谬。如热发于皮肤之间,肿高根

---

① 疮疡:《素问·至真要大论》作"痒疮"。
② 汗出偏沮:此4字原作"出汗偏袒",据《素问·生气通天论》改。

阔者为痈。五脏郁热,毒流骨髓,附骨而生,经日方觉,大如伏瓜为疽。酒色迷真,厚味适口,或心志不遂,郁不得伸,毒生于薄肉处,又或染禽兽之毒,或惹牛马之秽,初生黍米,不加谨护,而误触犯之,轻者必重,重者必危,须用药以解其毒,不然立见其败矣。夫痈疽发背之证,有五善七恶,不可不辨。动息自宁,饮食知味,一善也;大小便自调,面色光亮,二善也;神气精明,语言清朗,三善也;脓溃肿消,色鲜不臭,四善也;身体和平,起居如常,五善也。五善俱见,善可知矣。若夫七恶,二目紧小,唇青疮黑,一恶也;脖项难转,四肢沉重,目闭耳聋,二恶也;声嘶色脱,面青气喘弗宁,三恶也;不能饮食,纳药呕吐,口不知味,痛极渴甚,四恶也;冷汗虚汗时出,恍惚嗜卧,语言颠倒,五恶也;烦躁咳嗽,腹痛泄泻,小便混浊,六恶也;脓血既泄,肿起尤甚,脓水臭秽,七恶也。七恶俱见,则恶不可言矣。五善见三自吉,七恶有二即凶。凡治痈疽,初觉则宣热拔毒,既觉则排脓定痛。初肿毒成未破,一毫热药不敢投,先须透散;若已破溃,脏腑既亏,饮食少进,一毫冷药吃不得,须用和营扶脾。此固昔人治痈疽发背之法,无过于此。然更当酌以时令,审以脉理,辨其虚实,决以轻重,量势而用,庶不致夭人之天年也。至于伤寒流注,由可汗而失汗,由可和而失和,血滞皮肤,毒阻骨髓,故生斯毒,从上流下者,毒生必少,从下流上者,毒生必多,亦须解表清肌,拔毒清热,可内消而愈矣。若疔毒虽有三十六种之别,其害则一,宜以败毒为主,证①治法。至于痰核、瘿瘤、瘰疬、马刀之疾,俱由湿胜生痰,痰胜生火,火胜生风,风极而患作矣,皆成于内蕴七情,外感六欲,宜清痰降火之剂,宣热败毒之药,既盛必用外消,始觉行以艾灸,切勿妄行钩割。先医曰:诸经惟少阳、厥阴二经生痈疽,惟少阳、阳明二

---

① 证:此前底本及诸校本均有3字阙文。俟考。

经生瘰疬，盖由多气少血之故耳。凡诊外科之脉，脉浮紧，应当发热，其不发热而反洒渐恶寒，若有痛处，必发痛疽；脉浮而数，身体无热，形默默，胸中微躁，不知痛之所在者，必发痈疽。未溃之先，按之有刀锋之健浮，既溃之后，按之略如锋之轻浮，此易收功也。若未溃之先，脉来迟缓，不疾不徐，既溃之后，脉来健实，或大与洪，难取效也。若一得痈疽，脉来前后虚弱，此危证也。凡刺痈肿，须认有脓无脓，用手按之，手起而即复者有脓，手起而不即复者无脓。此所谓引手。重按乃痛，脓之深也；轻按即痛，脓之浅也；按之不甚痛者，未成脓也。至于用刀手法，刀口勿嫌阔大，取脓易尽而已。凡用刀之时，深则深开，浅则浅开，慎勿忽略。如开鱼口、便毒、背疽、脐痈、腹痈、瘰疬，宜浅开之；若臂痈、胯疽，肉厚等处，宜深开之，使流出脓，以泄内毒，不可不知也。凡疡初生之时，便觉壮热恶寒，拘急头痛，精神不宁，烦躁饮冷者，其患疮疽必深也；若起居平和，饮食如故，其疮疽浮浅也。如脓出而反痛者，此为虚，宜补之；亦有秽气所触而作痛者，宜和解之；风冷所逼者，宜温养之。如疽发深而不痛者，胃气大虚，必死肉多而不知痛也。凡疮疡时呕者，当作毒气上攻治之，溃后当作阴虚补之；若年老溃后，发呕不食，宜参芪白术膏以峻补之。河间谓：疮疡呕者，湿气侵于胃，宜倍白术。痈疽发渴，血气两虚，用参、芪以补气，当归、地黄以养血。凡痈疽有实热者易疗，虚寒邪热者难治。肿起坚硬脓稠者为实，肿平软漫脓稀者为虚。凡治痈疽、发背、疔疮、乳痈、一切无名肿毒，先须托里，勿使毒入附延骨髓；托里之后，宣热解毒、定痛排脓，是为急切工夫。

申明外疡实从内出论

夫外疡之发也，不外乎阴阳、寒热、表里、虚实、气血、标本，与内证异流而同源者也。其始或外由六淫之气所感，或内被七情受伤。《经》云：邪之所凑，其气必虚。阴虚者，邪必凑之。又云：营气不从，逆于肉里，乃生痈肿。明乎此义，则治证了然矣。如夏令暑蒸炎热，肌体易疏，遇凉饮冷，逼热最易内入。客于脏者，则为痧、为胀；客于腑者，则为吐、为泻；客于肌表者，则为痦、为㾦、为暑热疮、为串毒、为丹毒游火；客于肉里者，则为痈、为疡；客于络脉者，为流注、为腿痈。斯时正气壮强，逼邪出外，依法治之。在内证尤为易愈，或三日，或五日，或一候①即霍然矣；若外疡则稍多日期。亦有暑邪内伏，遇秋而发者，在经则为疟，在腑则为痢，其在肌络则为流注、腿痈等证，是名阳挟阴，用药则以解散和营通络，即不散而成脓，亦不致有大患。又有正亏邪伏深入，交寒露霜降而发者，在内则为伏邪瘅疟，朝凉暮热，

① 一候：据本书后文"辨脑疽对口论"，乃以7日为一候。

或昼夜热而不退,缠延不已,致阴虚化燥,痉厥神迷,内闭外脱,不可为治;在外发痈疡,则为正虚邪实,阴中挟阳,成脓溃后,虽与性命无妨,然收功延日,不能速愈。此阴阳、寒热、表里、虚实、气血、标本之大凡也,为疡科中之第一义,故首揭之。

辨脑疽对口论

薛立斋曰:脑疽属太阳膀胱经积热,或湿热上壅,或风温外感,或阴虚火炽,或肾水亏损、阴精消涸所致。其源之浅深不同,而证之轻重亦异。初起一粒形如麻豆,至一二日微寒身热,渐渐加大,至七日成形,根盘红肿,顶突宽松,是为顺证。斯时憎寒壮热,朝轻暮重,舌白苔腻,胸痞哕恶,脉细弦数,此

湿热上壅,即用黄连泻心汤或温胆汤;若面油红,舌干绛赤,烦躁干哕,口渴喜饮,大便坚实,是火热伤液,如犀角地黄汤,或羚羊角、银花、地丁、石斛、芦根、鲜

首乌、黄芩、枳壳、山栀、丹皮、灯心、竹叶、夏枯草等类，清其火毒，解其营热。至十四日后脓透，根盘焦紫，热退身凉，脓水淋漓；倘有不能透彻，清营方内加甲末、制蚕、角针，以攻其毒。至二候半，瘀腐渐脱，新肉渐生，身热渐退，脾胃醒复。过二十八日后，腐全脱，新肉满，饮食佳，调养好，四十日收功。

又有一种阴证，初起形色俱不正，寒热不加重，身虽发热，面白①形寒，疡不高肿，根盘平塌，散漫不收，过候不透，脓稀不腐，正气内亏，不能使毒外泄，而显陷里之象。此由平日肾水亏损，阴精消涸，阴火炽甚而成，其危险不能过三候矣。其中犹有三陷变局，谓火陷、干陷、虚陷也。火陷者，气不能引血外腐成脓，火毒反陷入营，渐致神迷，发痉发厥。干陷者，脓腐未透，营卫已伤，根盘紫滞，头顶干枯，渐致神识不爽，有内闭外脱之象。虚陷者，脓

---

① 白：原作"色"，诸本同，据文义改。

腐虽脱，新肉不生，状如镜面，光白板亮，脾气不复，恶谷日减，形神俱削，渐有腹痛便泄寒热，宛似损怯变象。皆不治之证也。大凡此证，以小者为对口，大者为脑疽，俗即云落头疽也。由感于六淫之邪而发者，为顺为阳；伤于七情而发者，为逆为阴。余疽仿此。对疽发背，必以候数为期，七日成形，二候成脓，三候脱腐，四候生肌。

以上论中，自阴证起，及三陷变局，不录方药者，以其变化多端，各宜随证治之。

脑疽后论

脑疽之证，前言从外感受者轻，从五脏蕴结内发于外者重，兹复举而申明之。由外感发者，多生于正中，属督脉所主，督脉起于尾闾穴，贯脊而上，气血交会，毒气得之，乃能外发，故易于高肿溃脓，生肌收口，此为易治之证。从内发者，多生于偏旁，属太阳膀胱经所主，太阳膀胱主司寒水，性质多沉，起于巅顶，贯项两旁，夹脊而下，此处发疽，气血与疮毒交会下流，故疮多平塌，根脚走散，两肩漫肿，脾项难转，背如负石，难以成脓，难溃难敛，此不易治之证。夫所谓从五脏蕴结而成者，其源有五：心绪烦扰，煽动不宁，以致火旺而沸腾，行于项间，与寒水交滞而为脓者，一也；恼怒伤肝，项乃三阳经统筋之所，肝伤则血脉不潮，筋无荣养，凝结为肿，故项紧急强痛，不能转侧，其患未溃前，肉色紫暗，坚硬漫肿，破流血水，木痛无肿者，二也；思虑伤脾，脾气日损，又或膏粱损胃，胃汁干枯，以致中脘痞塞，气不运行，逆于肉里，乃生臃肿，其患外皮虽腐，内坚不溃，口燥舌干，饮食不进，根脚走散，脓秽色散者，三也；忧郁伤肺，肺伤则毛窍闭塞，腠理不通，气不舒畅，纵横经络，结而为肿，其疮形多平陷，色淡不荣华，皮腐脂流，形如汤泼，气粗短促，鼻煤鼻煽，漉漉生痰，殷殷发嗽者，四也；恣欲伤肾，肾伤则真阴之气败,真阴一败,相火即生,此火最能自升自降,或动或静,疮形紫黑,脉数乖度,烦躁口干,随饮随渴者,五也。故云内发者重。

外疡中,脑疽为第一险证,易成易败,变化多端,故再细论之,特揭篇首。

辨百会疽玉枕疽论

百会疽者,一名玉顶疽。起于前顶后一寸五分,顶中央旋毛中,督脉足太阳之交会处。初起寒热大作,形如粟米,根盘坚硬,疼痛彻脑,头如顶石,色赤者可治。此由阳经亢极,热气不散,气血凝滞,结聚巅顶而成,或由六阳经受风邪,风火相煽,脏腑热毒上攻所致。其证为阳,治以真人活命饮、泻心汤或犀角地黄汤。至七日成脓,脓泄毒化,调理可愈。若因心事劳攘,或真阴耗竭,虚阳浮泛而发,其色紫黑,三五日后,闷乱而神不定,则不可治矣。证虽发于阳,实由阴精之消涸也。

玉枕疽，即后脑发，生于脑后枕骨中。由足太阳膀胱经湿热凝滞而成。焮赤高肿者易治；平塌漫肿，未脓先腐，但流血水者难治。治与脑疽同。

辨天疽锐毒虚实论

夫天疽锐毒者，发于耳后一寸三分，属少阳胆络，左名天疽，右名锐毒，俗谓之耳后发。此证有虚有实，初起根盘散漫，顶不高突，平塌色白，形神俱静，微恶寒，微身热，渐减谷食。此由肝邪久郁，微感温邪，触动而发。如正旺者，气血亦能化脓，溃后肿消郁散，月余收功。治法用疏肝流气饮，或羚羊角散加石决明、牡蛎、刺蒺，或真人活命饮。如阴亏肝旺，化风逆络，半边头痛彻脑者，正气不能引血成脓，毒必内攻，或手足逆冷，或气喘呃逆，或痉或厥，或七日或两候而毙，此为真阴证也。

又有温邪阻络，耳后发肿，根松顶高，初起虽色白，成脓却焮红，憎寒壮热，痛则朝轻暮重，溃后即热退肿消，脓尽收口。是即风热轻证，名火痰毒也。治以疏散凉解为主，如万灵丹、荆防败毒散、羚羊角散之类。

辨大头瘟抱头火丹毒论

大头瘟者，系天行邪热疫毒之气而感之于人也。一名时毒，一名疫毒。其候发于鼻面、耳项、咽喉，赤肿无头，或结核有根，初起状如伤寒，令人憎寒发热头疼，肢体甚痛，恍惚不宁，咽喉闭塞，五七日乃能杀人。若至十日之外，则不治自愈矣。治宜辨之，先诊其脉，凡滑数、浮洪、沉紧、弦涩，皆其候也。但浮数者邪在表，犀角升麻汤发之；沉涩者邪气深也，察其毒之盛者，急服化毒丹以攻之，实热便秘者，大黄汤下之；或年高气郁者，五香连翘汤主之。又于鼻内搐通气散，取十余嚏作效，若搐药不嚏者，不可治之；若嚏出脓血者，治之必愈。凡左右看病之人，日日用搐药嚏之，必不传染，切须记之。其病人每日用嚏药三五次，以泄热毒，此治时疫之良法也。凡经三四日不解者，不可太下，犹宜和解之，以犀角散、芩连消毒饮，甚者连翘汤之类。至七八日，大小便通利，而头面肿起高赤者，可与托里散、托里黄芪汤；如肿甚者，宜砭患处出恶血，以泄其毒。凡病若五日以前精神错乱，咽喉闭塞，语言不出，头面赤肿，汤水难入者，必死之候，治之无功矣。须知此疾有阴有阳，有可汗者，有可下者，粗工但云热毒只用寒药，殊不知病有微甚，治有逆从，不可不审也。陶节庵曰：大头伤风之证，若先发于鼻额红肿，以致两目盛肿不开，并面部掀赤而肿者，此属阳明也；或壮热气喘，口干舌燥，咽喉肿痛不利，脉来数大者，用普济消毒饮主之；如内实热甚者，用通圣消毒饮。若发于耳之上下前后，并头角红肿者，此属少阳也，或肌热，日晡潮热，往来寒热，口苦咽干目疼，胁下满，宜小柴胡汤加花粉、羌活、荆芥、连翘、芩、连主之。若发于头上，并脑后项下及目后赤肿者，此属太阳也，宜荆防败毒散主之。若三阳俱受邪，并于头面耳目鼻者，予普济消毒饮，外用清凉救苦散敷之。大抵治法不宜太峻，峻则邪气不服而反攻内，必致伤人；且头面空虚之分，邪既着空处，则无所不至，治当先缓后急，则邪自服。先缓者，宜退热消毒，虚人兼扶元气，胃气弱、食少者，兼助胃气，候其大便热结，方以大黄下之，拔其毒根，此先缓后急之法也。盖此毒先肿鼻额，次肿于目，又次肿于耳，从耳至头，上络后脑，结块则止，若不散，必成脓也。俗云：大头天行，亲戚不相访问，染多不救。泰和间多有病此者，医以承气加板蓝根，下之稍缓，翼日其病如故，下之又缓，终莫能愈，渐至危笃。东垣视之曰：夫身半以上天之气也，身半以下地之气也，此邪热客于心肺之间，上攻头面为肿盛，以承气泻胃中之实热，是为诛伐无过，遂制普济消毒饮子与之,全活甚众。

抱头火丹毒者,亦中于天行热毒而发,较大头瘟证为稍轻。初起身发寒热,口渴舌干,脉洪数,头面焮赤有晕,治以犀角地黄汤,或羚羊、地丁、银花、黄芩、山栀、石斛、元参、丹皮、知母、连翘之属;若舌腻有白苔者,宜黄连解毒汤;外以如意金黄散,蜜水调涂即愈。此证不传染。

辨鬓疽额疽论

夫鬓疽者,乃少阳三焦、胆相火妄动,又兼肾水不能生木,或感风热而发。盖鬓发之际,肌肉消薄,最难腐溃。初起寒热交作,头眩,痛彻太阳,甚则耳目连鬓通肿。治法不可妄用针灸,必分阴阳表里、邪正虚实治之,庶不致误。如初见疮时,多寒少热,口干作渴,好饮热汤,六脉虚数无力,又兼患上坚硬,不甚焮痛,无溃无脓,疮根流散,此乃真气虚而邪气实也,托里为主,消毒佐之,如清肝养血汤、托里消毒散之类。若初见疮时，多热少寒，头眩作痛，口燥舌干，渴欲饮冷，二便闭涩，六脉沉而有力，疮形根脚不开，焮肿疼痛，身体发热，易腐易脓，此乃正气实而邪气虚也，消毒为主，托里佐之，如栀子清肝汤、鼠粘子汤之类。又有形色紫黑，疮势平陷，坚硬无脓，而毒流耳项，又兼气味不正，形容不泽，精神不明，饮食不进者，俱为不治。

额疽，生额上发际之间曲差穴，属足太阳膀胱经。起则多发寒热，头疼如炸，不可忍耐，项似拔，腰如折，先宜用万灵丹汗之，以解散风邪，后用清托。又有左额疽、右额疽，状如桃李，此属足阳明胃经积热而成。此处近太阳穴，于溃后外伤风水，即能害人，虽贴膏药，亦须遮护谨密，又宜用药使疮口速敛。如经冬月，即变冷疮。况此处近太阳穴，上至额角，都为险处，如过时溃烂者不治。

辨凤眉疽眉心疔眉发论

凤眉疽者，生于眉心，一名印堂疽。属足太阳膀胱经风热壅结，阴阳相滞而生。初起色黯根平，硬肿疼痛。如初起色赤浮肿焮痛，此名眉心毒；若色黑不痛，麻痒太过，根硬如铁钉之状，寒热并作，即眉心疔也。治法初用万灵丹发汗，内服荆防败毒散；若不能消散者，即用夺命丹、活命饮攻之；有脓刺之，用升膏提毒，生肌散收口。

眉发生于眉棱，无论左右，皆膀胱、小肠、肝、胆四经积热所致。形长如瓜，疼痛引脑，二目合肿，坚硬色赤，按之有根，易成脓者顺；无脓者逆；至十四朝不溃，烦闷呕逆不食者凶。治法与前证同。东垣云：初起宜用海马崩毒法救之。

海马崩毒法：凡发背、对口、眉疽等证，初起时用热水自肘后洗至手六经起端处止，日洗数十遍，以泄热毒，务洗至指甲皮瓤方可住洗。盖三阳经俱属督脉经所领,洗至指甲皮瓤者,俾热从根本而解也。此系秘传,慎勿轻忽。

辨眼丹眼漏论

夫眼丹者,生于眼胞,或在上,或在下。眼胞属脾胃,证虽见于脾胃之部,实由心经受毒,热传脾胃,热毒升上,以致气血凝聚而成丹毒也。风多者则浮肿易消,热甚者则坚肿难散。宜以如意金黄散敷之,汤饮则用羚羊、甘菊、石决明、夏枯草、金银花、丹皮、山栀等;如脓成,急以针刺之。迟则眼头自破,此乃睛明穴,内空难敛,成漏者多。

眼漏一名漏睛疮,生于目内眦下,由肝热风湿,病发于足太阳膀胱经睛明穴,其穴系藏泪之所。初起如豆如枣,红肿疼痛,疮形虽小,根源甚深,斯时宜用清解清散。如穿溃每难收敛,遂成漏管,以升药条插入提之,一日一换,数十日方收口。

内服神效黄芪汤，或作为丸亦可。此证又有溃断眼边弦者，最难收口。

辨眼胞菌毒眼胞痰核论

眼胞菌毒者，乃脾经素有湿热，思郁气结而成。其患眼胞内生出如菌，头大蒂小，渐长垂出，甚者眼翻流泪，久则致昏蒙。治法用软绵纸蘸水，荫于眼胞上少顷，用左手大指甲垫于患根，右手以披针尖头齐根切下，血出不妨，随用翠云锭磨浓涂之，其血自止。内宜服凉膈散、清脾饮；若初起时，以清凉丸洗之。

眼胞痰核，结于上下眼胞皮里肉外。其形大者如枣，小者如豆，推之移动，皮色如常，硬肿不疼。由湿痰气郁而成。外用生天南星蘸醋磨浓，频涂眼皮，日数浅者即消；日数深者虽不能即消，常常涂之，涂令皮薄，微微剥损，以手指甲挤出如白粉汁即愈。然消散者多。

辨鼻渊鼻痔鼻衄论

鼻渊者,鼻流浊涕不止,或黄或白,或带血如脓状,久而不愈,即名脑漏。乃风热烁脑而液下渗,此肾虚之证也。《经》曰:脑渗为涕。又曰:胆移热于脑。《原病式》曰:如以火烁金,热极则化为水。然究其原,必肾阴虚而不能纳气归元,故火无所畏,上迫肺金,由是津液之气不得降下,并于空窍,转为浊涕,津液为之逆流矣。于是肾阴①愈虚,有升无降,有阳无阴,阴虚则病,阴绝则死。此宜戒怒以养阳,绝欲以养阴,断炙煿,远酒面,以防作热。然后假②之良医,滋肾清肺为君,开郁顺气为臣,补阴养血为佐,俾火息金清,降令胥③行,气畅郁舒,清窍无壅,阳开阴

---

① 肾阴:原作"肾肝",诸本同。按上文云"必肾阴虚",则知"肝"乃"阴"之误,故据文义改。

② 假:通"借",凭借。

③ 胥(xū 虚):皆。

阖，相依相附，脏腑各司乃职，自慎以培其根，药饵以治其病，间有可愈者。苟或骄恣不慎，或误投凉药，虽仓扁不能使之长生矣。主治之方，如初起用苍耳散，久则六味地黄汤、补中益气汤、麦味地黄汤、加味逍遥散，酌而用之可也。

鼻痔者，鼻内息肉，结如榴子，渐大下垂，或时缩进，或时垂出，闭塞孔窍，使气不得宣通。此由肺气不清，风湿瘀滞而成。夫鼻孔为肺之窍，为呼吸之门户，其气上通于脑，下行于肺，肺气壅盛，一有阻滞，诸病生焉，故有鼻痔之患。宜内服辛夷散，或辛夷清肺饮；外以硇砂散逐日点之，渐化为水乃愈。宜慎起居，节饮食，庶不致再发。

鼻衄者，或心火，或肺火，或胃火，逼血妄行，上干清道而为衄也。有因六淫之邪，流传经络，涌泄清道而致者；有因七情所伤，内动其血，随气上溢而致者；有因过食膏粱积热而致者。治法：外因者，以辛凉清润为主，如羚羊、犀角、细生地、石斛、生石膏、知母、元参、连翘、山栀、丹皮等。内因者，若系肝阳化风上逆，则宜甘咸柔婉，如阿胶、生地、石决明、天冬、麦冬之属；若肾阴亏损，虚阳浮越者，则以滋潜为主，如六味丸、虎潜丸之类；其由饮食不节而火盛者，则用和阳消毒，如黄连解毒汤是也。又书谓：妇人产后，口鼻有黑气，及见鼻衄为不可治者，何也？盖五脏气也；青黑者，阴寒之绝气也。况口鼻为阳明多血多气之部，而见阴寒惨杀之气，则胃中阳和之气衰败可知矣；复至鼻衄，则阳亡阴走也；胃绝肺败，阴阳两亡，故不可治。

辨龙泉疔虎须疔颧骨疔论

夫面部之上，人中之中为龙泉，人中之旁为虎须，面中高骨为颧骨，俱系阳明络脉经行之地。此三处生疔，俱有轻有重，医者但分轻重治之，不必分彼此之异也。其轻者，多因风热而结，初起迹如蚊咬，而根盘已经坚肿，恶寒身热，次日头破如一粒椒，外用围药敷之，顶用白雪丹，以万应膏盖之；间日揭开，顶如僵腐状，以升膏盖之；再间一日揭膏，其坚腐自落，脓随而出。药用羚羊、地丁、银花、丹皮、知母、连翘、黄连、山栀等类；如火盛热甚，即用犀角地黄汤，或黄连解毒汤；若不透，即以制蚕、角刺透之。脓泄肿消，总以七日为期，后即脓尽收口。

其重者，或因于七情内伤，或因于膏粱厚味，醇酒炙煿，五脏蕴热，邪毒结聚而发。《经》曰膏粱厚味发疔疽，此之谓也。初起形如粟粒，或如水泡，按之根深，如钉着骨，痛不可忍，根盘漫肿不透，面目浮肿，或坚肿焮红，恶寒，身烙热，恶心呕吐，肢体拘急；三四日后，或口噤如痉，神识模糊，此以火毒陷入心包，即名走黄疔，十有九死之证。宜服紫雪丹或至宝丹，及犀角地黄汤；外药亦如前法。又古方有夺命丹，可用一粒入疮头，以膏药盖之。若不省人事，或牙关紧急，以夺命丹为末，葱酒调灌亦可。若有红丝，急宜用针于血丝尽处挑破，使出恶血，以泄其毒，或有生者。又有余毒走络，而遍体发流注者，治与阳证流注同。

辨唇疔茧唇舐唇疳论

唇疔生于上下嘴唇，系脾胃两经火毒所致。初起如粟，或不痛，或痒甚，其形甚微，其毒极深，其色或赤或白；若唇口上下紫黑色者，根行甚急，不一日头面肿大，三四日即不救。疔毒以愈小而愈横也。治宜急泄火毒，勿损其脾胃之气，毒易散矣。以蟾酥丸、犀角地黄汤主之。外用白雪丹入疮头，以膏盖贴，俟次日揭开，挤去毒血；如未透泄，再用再贴。又初时须细看腿弯委中穴，有紫黑筋，用长针刺破出血，其毒即泄。

茧唇亦生于嘴唇。《经》云唇本脾之外候；又云脾之荣在唇。故燥则干，热则裂，风则瞤，寒则揭。若肿起白皮皴裂如蚕茧状，故名茧唇也。或因思虑暴急，心火焦炽，传授脾经；或因醇酒厚味，积热伤脾，而肾水枯竭。须审其证之因，惟补肾水，生脾血，则燥自润，火自除，风自息，肿自消矣，归脾养荣汤主之。作渴者，早服加减八味丸，午服清凉甘露饮，以滋化源。若妇人患此，阴血衰少故也，四物逍遥散主之。

又舔唇疳，发于小儿嘴唇四旁，红赤无皮，不时燥裂。此由脾经湿热，或胃火积热上壅，小儿时以舌伸舔，以润其燥。以白芷、五倍子为末，掺之即愈。

辨口疮口糜论

夫口疮与口糜者，乃心脾气滞，更外感风热所致。初起不可便用凉药敷掺，恐寒凝不散，内溃奔走，久而难愈。必先用辛轻升散，而后清凉，使郁火达外，再视其所因而治之。若脉实口干，满口色红，而烂斑甚者,此实火也,以凉膈散主之。若脉虚不渴,口内色淡而白斑细点,此因思烦太甚,多醒少睡,虚火上攻,宜以知柏四物汤加丹皮、肉桂治之。更有脾元衰弱,中气不足,不能按下焦阴火,是以上乘而为口疮糜烂者,丹溪所谓劳役过度,虚火上炎,游行无制,舌破口疮是也,又当从理中汤加附子治之;若作实热,误投凉药,则必致害矣。又小儿生此证者,以阴气未生,阳气偏盛,又因将养过温,心脾积热,熏蒸于上而发,治宜泻心化毒清凉为主;若月内诸病,而口无涎沫者凶。

辨婴孩螳螂子雪口疳梅花疳论

婴孩螳螂子者,以其在母腹中时吸饮,胎火血热,产下后或三五朝而发,或半月或月余而发。其始起也,两颊外坚里肿,难于吮乳。斯时即以巴豆一粒、麝香七厘,捣研和匀,作两丸,放膏药上,贴两太阳、风门穴,次日即起水泡,揭开,急将银针挑破,去其毒水即愈。此水不可令其流入眼内,若入眼,恐致损明。又法将鲜生地一两、大黄一两,捣烂,和人麝香二分,均作两团,扎于两足底涌泉穴。如三日后,仍难吮乳者,即以刀破之,割去其恶腐之物,以真京墨磨涂之自愈;亦有割伤而外颊坚肿成脓者。

雪口疳,乃胎热蕴蓄心脾,上蒸于口,舌上遍生白屑,如鹅之口,故又名鹅口。甚则咽间叠叠肿起,致难乳哺,哺时必多啼叫。急用月石一钱,以滚水泡半茶杯,将棉花裹箸头上,蘸水缴净白苔,重手出血不妨,以冰硼散吹之。如口内舌上生白斑,如梅花瓣者,即名梅花疳,治同上。煎饮用川连、大黄、银花、钩藤、甘草、丹皮、山栀、石斛等,或加犀角汁亦可。

辨牙咬托腮寒热虚实传变骨槽论

夫牙咬托腮者,一生于风寒暑热,阳明湿热交蒸;一生于阴亏络空,少阳胆火循经上逆。生于风寒湿热者，初起恶寒发热，面浮腮肿，牙关不能开合，牙龈胀，及咽喉汤水似乎难入，实可下咽。斯时宜表散透邪，如牛蒡、薄荷、秦艽、僵蚕、夏枯草、荆芥、石斛等类；不可以喉胀热盛，即用鲜生地、羚羊清火等药；若遏抑凝滞，则肿愈坚，牙关愈闭矣。至三四日后，寒热不退，不能消散，其脓结于盘牙尽处者为牙咬，结于腮边外者为托腮，结于牙根者为牙痛，是可清火彻热，如羚羊、犀角、石斛、芦根、薄荷、荆芥之属；如舌白腻滑，恶心呕逆者，即以芩、连、山栀或温胆法；如大便燥实者，以肺胃火盛，即用鲜生地、栝楼、枳实、杏仁等类。穿溃后邪从脓泄，身热自退，脾胃自复，牙关自开，调养数日，即脓尽收口。其生于阴亏络空者，或其人素嗜酒，不节欲，常有郁勃不舒，偶感微邪，引动肝阳胆火上循入络，起自牙关，坚固不开，腮肿龈胀，恶寒身热，脉细而数，渐渐成脓；至十日或半月后，脓从牙龈而泄，或从舌旁而出，或在左延及于右，或在右延及于左，即名沿牙毒；久则腮边出头，即名穿牙毒；外通里彻，即名骨槽风，延及必成朽骨，必俟多骨脱落，方能收功。此证虽不害人性命，然收功延日，难以速瘥。治当以疏肝散郁育阴为主，佐以解毒泄热。

又幼孩生此证者，彼既无醇酒炙煿，又无肝邪瘀滞，是因齿生未齐，骨髓未满，营卫未充，偶感风寒客热，袭入骨髓，正不却邪而发。腮颊漫肿，里虽出脓，势必外溃，久不敛口，亦成多骨。治法总以调和气血、扶养胃气为主，俟正气充足，方能脱骨收口矣。

骨槽风后论

夫骨槽风之证，固有传变而成者矣，亦有非传变而成者。其人或有忧愁思虑、惊恐悲伤，以致气血凝滞；或由风寒袭入筋骨，邪毒交生。起于耳前，连及腮颊，筋骨之间隐隐疼痛,渐渐漫肿坚硬,寒热如疟,牙关紧急,难于进食,久则腐溃,腮之里外仍然漫肿硬痛。此证属在筋骨阴分,故初起肿硬难消,溃后疮口难合,肝脾受伤,热毒蓄积,是以筋骨紧急,肌肉腐烂,而脓多臭秽。初宜用艾灸以解其毒,服降火化痰清热消肿之剂;溃后或用八珍汤或十全大补汤,补托药中宜加麦冬、五味。亦有过服寒凉,以致肌肉坚凝腐臭者,非理中汤佐以附子不能回阳,非僵蚕不能搜风也。若牙关拘急不开,宜用生姜片垫灸颊车穴穴在耳垂下五分陷中。二七壮,兼用针刺口内牙尽处出血,其牙关自开。如外腐不脱,脓水不清,久则必成朽骨,俟朽骨脱去,始能收口。如或穿腮落齿,虚热不退,形焦体削,痰盛不食者,俱为逆证;设至后脾气醒复,饮食加增,亦有向愈收功者。其腐烂处,用口疳药加牛黄、珍珠、儿茶吹之,外用升膏提之。

辨牙漏牙宣牙疔论

牙漏之患，起于心胃火郁，肾阴消涸，或心事郁遏，胃热挟其五志之火而发。有生于上牙龈者，亦有生于下牙龈者。初则高肿作痛，久则上现黄泡，破后出脓渐安，然其口难合，细如针孔，但遇操劳，或心绪烦扰，或煎炒烟酒过度，即再发而肿痛，时出秽脓，更有串至左右齿根者。虽不妨命，为累亦甚。初起宜升阳散火法，或甘露饮；久则当用六味地黄汤加元参、石斛、麦冬、芦根，或凉八味，或大补阴丸等，多服久服，自可痊愈。初治切不可用苦寒之药内服外搽，致令心胃之火郁而又郁，反使火毒根株愈深，亦不可早用敛药，亦能使火毒内敛，便有腐蚀脱根落齿之害。

牙宣又名齿衄，从牙缝中出血，或鲜血时从牙龈外溢。齿乃骨之余，肾之所主也。心肾火邪逼血妄行，故齿出血；然少阴气多血少，血必点滴而出，齿亦隐隐而痛，多欲者恒犯之。治当凉心滋肾，玉女煎或六味地黄汤，或凉八味加骨碎补、女贞子、阿胶、地骨皮等主之。亦有胃经实火上攻，而齿龈出血者，阳明气血俱多，火旺则血如潮涌，善饮者每犯之。宜清热凉血，犀角地黄汤主之，清胃散亦可。又有胃虚火动，腐烂牙龈，淡血常流者，宜归芍地黄汤；仍不止，亦用犀角地黄汤，或玉女煎；吹以杀疳止血药。

风热牙疔，如寒热而起者，初则牙痛，后即龈肿，肿连腮颊，顶尖高突，按之引手，内有脓也，刺之即瘥。治以清透散邪，牛蒡解肌汤或玉女煎，或犀角地黄汤，各宜酌量治之。

辨走马牙疳风热牙疳牙茵论

李东垣曰：走马疳者，肾经热毒上攻，肾脏主骨，齿为骨余，上奔而溃，势如走马之速，故名之。小儿或因胎毒，或因痧痘后余毒，或因伤寒时疫后而发，或因疟痢后而结。其外候，身体壮热，手足时冷，或面浮肿，或滑泄频频；始则口臭，继遂龈烂，色如干酱，后则齿黑，有时牙龈出血，或脓臭成虫，侵蚀口齿，甚至腮颊红肿；次日其色变紫，隔日即黑，再过日即腐脱齿落，气喘痰鸣，头额冷汗而脱矣。治法，初起宜内服清解，如犀角地黄汤或玉女煎之类，先去积热，再服化毒丹撤去其毒；吹以冰青散加西黄、珍珠，或亦有得生者。大凡此证，秽气冲人者死；下蚀咽喉、上蚀鼻梁者死；齿落无血者死；涎向外流者死；黑腐不脱者死；身热不退者死；穿腮透唇者死；鼻梁黑暗者死；脾败便泄、饮食不进者死。

又有风热牙疳，其来迅速，寒热时作，即以两三日而发，大人小儿多有之。牙缝出血，牙根碎腐，宜以疏散清解为主。亦有不发寒热者，因胃火湿热上蒸而发，治以清解，或苦降泄热，如犀角地黄汤，或黄连解毒汤等；吹药同上，或杀疳药吹之亦可。

牙菌生于牙龈,其形状紫黑色高低如菌。此属火盛血热兼气郁而成,加味逍遥散主之,前药亦可服。

辨舌喑舌痹论

舌喑者,中风而舌不转运,舌强不能言是也。《经》曰:喉咙者,气之所以上下;会厌者,声音之户;舌者,声音之机;唇者,声音之扇;横骨者,神气所使,主发舌者也。舌为心之苗,然心之本脉系于舌根,脾之络脉系于舌旁,肝脉循阴器络于舌本,少阴之脉走喉咙系舌本,足四经之脉皆上于舌。邪中其经,则痰涎闭其脉道,舌不能转运,而为之喑矣。有喉喑者,劳嗽失音,即喉咙声哑是也。故喉喑者,喉中之声嘶,而舌本能言;舌喑者,舌本不能言,而喉中之声如故。中风而舌喑者,舌与喉俱病,而音声不能发于会厌也。然有外感内伤之因,外感者,风寒火热之邪也;《经》曰:诸病暴喑,皆属于火。内伤者,心肺肾三经致病,亦多由痰火壅塞上窍,气血两虚,不能上荣,则舌机不转也。有肾虚而气不归源,内夺而胞络内绝,不能上接清阳之气者;有元气不足,肺无所资者;有血衰而心失所养者。盖心为声音之主,肺为声音之户,肾为声音之根。《经》曰:三焦之气通于喉咙,气弱则不能上通矣。治者能于根本用力,则丹田清阳之气自能宣扬振作,故古人每以独参汤、地黄饮子取效也。

舌痹者,强而麻也。乃心绪烦扰,忧思暴怒,气凝痰火所致。夫舌固属心脾,而肝脉亦络舌本。故伤寒邪传厥阴,则舌卷囊缩而不言;七情所郁,则舌肿满口而不得息;心热则舌裂而疮;脾热则舌滑而胎①;脾闭则舌白胎如雪;肝热则舌木而硬。若人无故舌痹者,不可作风热治,盖由心血不足、血虚火烁耳,理中汤合四物

①胎:同"苔",舌苔。

汤主之。

辨木舌舌衄论

木舌者,舌忽肿胀,转掉不仁。舌者心之苗,心者舌之本,因心经热毒而发,或因脏腑壅热,心脾积热,其气上冲而发。甚则塞满口中,硬如山甲,若不急治,则致害人。更不可用手去按,按则恐损舌根,每长致语言不清楚。如至啼叫无声,面色频变,而惊疼者不治。治法以小刀点紫黑处,或刺舌下金津、玉液二穴,破出血痰,以冰硼散吹之,内服荆防败毒散,煎药内务多加山栀,乃泻火之要品也。

舌衄者,舌上出血,如线不止,是心胃火邪炽甚,逼血妄行,以六味地黄汤加槐花主之,或黄连解毒汤、犀角地黄汤亦可。外用槐花炒,研细,干掺。

辩舌疳牙岩舌疔论

舌疳者,由心脾毒火所致。盖舌本属

心，舌边属脾，因心绪烦扰则生火，思虑伤脾则气郁，郁甚而成斯疾，其证最恶。初如豆，后如菌，头大蒂小，又名舌菌，疼痛红烂无皮，朝轻暮重，急用北庭丹点之，自然缩小而愈。若失于调治，以致焮肿，突如泛莲，或状如鸡冠，舌本短缩，不能伸舒言语，时漏臭涎，再因怒气上冲，忽然崩裂，血出不止，久久烂延牙龈，即名牙岩。甚则颔肿结核，坚硬时痛，皮色如常，顶软一点，色黯不红，破后时流臭水，腐如软绵，其证虽破，坚硬仍前不退，此为绵溃，甚至透舌穿腮，汤水漏出，是以又名翻花岩也。因舌难转掉，饮食妨碍，故每食不能充足，致令胃中空虚，而怯证悉添，日渐衰惫。初起肿赤，宜用导赤散加黄连，虚者归脾汤，便溏者归芍异功汤。然此证治法虽多，百无一生，纵施药饵，不过苟延岁月而已。

舌疔，舌上生紫泡，其形如豆，坚硬寒热，疼痛应心而起，亦心脾之火毒也。宜用蟾酥丸含放舌下，随化随咽，以解内毒；甚者刺之，服犀角地黄汤。

辨悬痈撬舌论

悬痈者，生于上腭，形如紫李，坠下抵舌。初起寒热大作，成痈后舌不能伸缩，口不能开合，惟欲仰面而卧，鼻中时出红涕。乃手足少阴、三焦积热所致。治宜刺之，去青黄赤血，吹以冰青散加黄连；内服黄连解毒汤，或犀角地黄汤，数日可愈。

撬舌者，舌根下生痈，或舌下又生一小舌，谓之重舌；又有舌下生三小舌，其状如莲花之形，又名莲花舌。盖舌为心之苗，肝脾脉皆络舌本，或由思虑太过，心火上炎所致；或由脾经有热，阻其气血而成；或由忧思抑郁，肝邪上亢而结。初起头痛，寒热交作，用牛蒡解肌汤发汗；若寒热不退，即用黄连解毒汤，或犀角地黄汤；有脓针之，吹以冰硼散；如无脓，七日后可消。

又或有外感风热,颏下漫肿,而发外悬痈撞舌者,起时头疼项强,寒热交作,有成脓者,亦有不成脓者,以铁箍散围之;治以透表散邪,如热盛,或羚羊角、川连亦可。如过五六日后,皮色焮红漫肿者,即成脓矣,宜刺之。此证与风热痰毒同。

辨喉蛾喉痈论

咽喉为一身之总要,百节关头,呼吸出入之门户,左为咽属胃,右为喉属肺。或内因,或外感,病证颇多。试先即喉蛾喉痈论之。夫风温客热,首先犯肺,化火循经上逆入络,结聚咽喉,肿如蚕蛾,故名喉蛾。今世俗传说鸡鹅之鹅,谓不可食菜者,非也。或生于一偏为单蛾,或生于两偏为双蛾。初起寒热,渐渐胀大,即用疏解散邪,如牛蒡散加黄连、荆防败毒散之类,又以冰硼散加薄荷、川连末吹之。至三四日后,胀甚痰鸣,汤水难入,宜以刀刺喉间肿处,用皂角烧灰、胆矾、牛黄、冰片各一分，麝香三厘，为末吹之，必大吐痰而松；再服清火彻热汤饮，如黄连解毒汤，或鲜生地、羚羊、知母、石斛、元参、丹皮、芦根、连翘之属；若不大便者，可服凉膈散通腑泄便。凡蛾有头如黄色样者，必以刀点之；或有不出黄头者，即不必点；至七日后，寒热自退，肿胀自消。大凡风火外疡，总以七日为期。亦有虚火上炎而发者，以其人肾水下亏，肾中元阳不藏，上越逆于喉中而结，须用引火归源之法，若桂附八味丸是也。辨虚实之法，若实火脉数大，清晨反重，夜间反轻，口燥舌干而开裂；虚火脉细数，日间轻而夜重，口不甚渴，舌滑而不裂也。且外感之肿胀，其势暴急；内因之肿胀，其势缓慢。以此断之，庶无差误。

喉痈生于咽外正中，肿形圆正。其感风热而发者，与喉蛾同治；若因心肝之火上烁肺金，热毒攻喉，而发为痈肿者，宜用龙胆汤，或黄连泻心汤之类。

辨缠喉风虚实不同及小儿马脾风论

夫缠喉风者,热结于喉,肿绕于外,喉之外面亦肿。且麻且痒,风痰壅甚,声如曳锯,是其候也。其证有虚有实。虚证初起,前二日必胸膈气逆,出气短促,忽然咽喉肿痛,痰涎上涌,甚则颈如蛇掣,水浆不入,手足厥冷,手指甲白,手心壮热,最为危险。此由阴亏火亢而发。其人素有痰热,或因饮酒过度而胃火动,或因愤怒失常而肝火动,或因房劳不节而肾火动,火动痰生,而痰热燔灼,壅塞于咽嗌之间,火性最速,所以内外肿痛而水浆难下也。治疗之法,急则治标,标者痰也。缓则治本。本者火也。或用丸散以吐痰散热,或用鹅翎醮桐油探吐,或以银针刺肿处出恶血,吹以冰硼散,或刺大指少商穴出血,后用汤药以降火补虚。但治法虽多,愈者不过十之一二,医遇此证,亦惟尽人事以待天而已。其证之实者,则由风温袭犯肺胃,风火相煽,上逆于喉,痰涎随而涌上。亦宜先去其痰,后服麻杏甘膏汤。若待三日后,病势不退,或更加咽喉掣紧,面赤气粗,即为不治之证矣。

小儿患马脾风,是风温袭于肺窍,或胸膈积热,心火凌肺,热痰壅盛,肺胀喘满,胸高气急,胁缩鼻张,闷乱咳嗽,烦渴痰潮声嘎,喉间气喘如曳锯者是也。若不急治,死在旦夕。陈飞霞道人曰:盖心为午火属马,言心脾有风热也,急用牛黄夺命散下之效;用黑牵牛半生半炒、白牵牛半生半炒、锦纹大黄晒、槟榔切晒,各取末一钱,和匀,每用五分,蜜汤调下,量儿大小加减,痰盛加轻粉一字,以大便泄、痰气平为度。

辨喉痹喉菌论

喉痹,喉间上腭有青白红点平坦者是也,或亦有喉间作痛而溃烂者。此由肾虚火旺,沸腾上部而发。治之须用六味丸加减,若山栀、黄芩、元参、丹参、女贞、知母、龟板之属,随宜用之;吹药冰青散中加五倍子、白芷、牛黄、珍珠、黄连等物。又有肺经热毒积聚而发者,其证生于咽喉之下,肺管之上,看之不见,吹药不到,饮食妨碍,此名过桥痈,溃烂作痛,往往久而不愈。此或系天行疫毒,或系梅疮遗毒,俱宜服化毒丹、银花解毒汤或凉膈散,吹药与上同。

喉菌状如浮萍,略高而厚紫色,生于喉旁。因忧郁气滞血热而生,妇人多患之。轻则半月二十日,重者月余。要在治之得法,患者守戒忌口,方能痊愈。加味逍遥散主之。

辨喉痹喉癣论

夫喉痹者,咽喉肿痛无形,肿而无形者为喉痹,肿而有形即为蛾为痈。或肿一边,或肿两边,妨于呼吸,故名痹也。《经》曰:一阴一阳结,谓之喉痹。一阴,少阴君火也；一阳，少阳相火也，二脉俱络咽喉。或其人平素阴亏，君相无制，亢甚逆于喉中而结；或外为风温所袭，助其火邪，致循肺络入喉而结。其风热喉痹，内外皆肿，痰涎壅塞喉间。治法先去其痰，肿甚者用刀点之，出血泻火，以冰硼散吹之，内服羚羊角散或黄连解毒汤可愈。至虚火上攻而为痹者，宜服六味地黄汤、知柏八味丸、大补阴丸之属，以滋阴壮水为主。又有肾水衰竭，龙火不藏，上越于喉中而成痹者，肾脉循喉咙，故火亢亦有此证。其人必时时咳嗽，咽燥口渴，手足心热，脉细数。若但壮其水，而龙火不肯潜藏，须用导火归源之法，从下而引之，方能退伏，若桂附八味丸是也。余如阿胶、麦冬、龟板、燕窝、女贞、贝母、元参之类，清燥救肺，亦可随时酌用。

喉癣之生也，始时必有阴虚咳嗽，后遂喉中作痒而痛，咽唾随觉干燥，必再加咽唾而后快,久则成形,或如哥窑纹①样,又如秋叶背后红丝,又或红点密密,如蚊蚤咬迹之状。良以真阴亏损,肾火上冲,肺金受烁,营卫枯槁而结。治法与喉痹大略相等。此证若久不愈,则咽喉必至失音而成损怯,不可救矣。治以清燥救肺汤,或大补阴丸,或知柏八味丸。

辨梅核气喉喑论

梅核气者,乃痰气结于喉中如块,咽之不下,吐之不出。《金匮》云:妇人咽中有如炙脔,半夏厚朴汤主之。炙脔者,干肉也。此病不因肠胃,故不碍饮食二便;不因表邪,故无骨疼寒热。乃为积寒所伤,不与血和,血中之气溢而浮于咽中,得水湿之气凝结难移。男子亦间有之。药用半夏厚朴汤,乃二陈汤去陈皮、甘草,加厚朴、紫苏、生姜也。专治妇人七情之气

---

① 哥窑纹:哥窑瓷的花纹。哥窑,古瓷名,色青,浓淡不一,瓷纹断续。

瘀滞不散，结成痰涎，或如梅核在咽，咯咽不下，或中脘痞满，气不舒畅，或痰饮中滞，呕逆恶心，并可取效。盖半夏消痰降逆，厚朴散结，生姜、茯苓宣至高之滞而下其湿，苏叶味辛气香，色紫性温，能入阴和血，则气与血和，不复上浮也。

喉喑者，谓有言而无声。由风火侵肺，误服寒凉生冷音雌①者轻，虚劳肺损音哑者难治。又病人瘥后，气短及声不出者，皆肺气不行，宜服降气汤，多加前胡，临服加姜汁以佐之。又妇人有子喑病，《经》云：妇人重身，九月而喑者，胞之络脉绝也。无治，当十月复。谓胎至九月，儿体已长，胞宫之络脉系于肾经者，阻绝不通，故间有是证。盖肾经之脉，上系舌本，脉道阻绝，则不能言，至十月分娩后，而自能言，不必加治，治之当补心肾。

---

① 音雌：即音嘶也。

辨烂喉丹痧顺逆论

夫烂喉丹痧者，系天行疫疠之毒，故长幼传染者多，外从口鼻而入，内从肺胃而发。其始起也，脉紧弦数，恶寒头胀，肤红肌热，咽喉结痹肿腐，遍体斑疹隐隐，斯时即宜疏表，如牛蒡解肌汤、升麻葛根汤，内加消食等药；喉内用珠黄散吹之。至三四日，温邪化火，热盛痧透者，解肌汤内加犀角、羚羊、石斛、花粉；若大便干结燥实者，凉膈散亦可；如协热便泄，舌苔白腻者，葛根芩连汤。至五六日，热甚，神识时迷，咽喉腐烂，鼻塞不通，时流浊涕，此以火盛上逆，循经入络，内逼心胞，用犀角地黄汤，或玉女煎内加胆星、石菖、西黄、药珠，或紫雪丹。至七日后热退，遍体焦紫，痧癍如麸壳，脱皮而愈。

如起时一二日后，脉细弦劲，身虽红赤，痧不外透，神识昏蒙，语言错乱，气逆喘急者，此疫毒内闭，即为险逆证。可用鲜生地四两捣汁,和金汁、梨汁、蔗浆;再用鲜芦根煎汤,磨犀角汁冲和,送化紫雪丹或珠黄散。惟芳香开逐,庶可冀其侥幸于万一耳。

附:王步三先生烂喉丹痧论

夫烂喉丹痧之证,方书未载其名。上稽往古,《金匮》有阳毒之文,叔和著温毒之说,其证形与今之名丹痧烂喉者极合。本论以升麻鳖甲汤、黄连解毒汤主治,是论邪入阴阳二经,治法大例,原未教人穿凿执方,学者以意会之可也。今考斯证,每发于杂气邪阳之令,来势卒①暴莫制,如迅雷风烈,令人色沮,见者莫不萎腰咋舌,却走不遑。与费氏所论痘证中邪火毒伏之例,如脉伏厥冷、汗淋便泄、哕逆躁烦诸恶款相同。甚有一门传染,不数日间相继云亡者。呜呼!其残酷何至今为烈耶。程郊倩云:古人出痘少,温毒始盛;今人出痘多,温毒亦少。时下种痘之术盛行,或

① 卒:同"猝",急,突然。

邪毒未泄所致欤？抑亦气运自然之会欤？《吴医汇讲》中，李祖二君，论证论治甚详。所谓骤寒则火郁而内溃，过散则火焰而腐增，洵属至理名言，确乎不拔。然亦不外缪氏《笔记》中肺胃为本，先散后清之旨云尔。推此论治，邪气在卫，麻杏甘膏，势所必投；毒火侵营，犀角地黄，亦所当取；即如眉寿叶氏，宗喻老芳香宣窍解毒之议，治用紫雪丹，其法亦不可缺。顾临证权宜，要在生心化裁之妙耳。然欤否欤，自有能辨之者，管见一斑，俟高明教政。倘更示以指南，不致苍生贻误，幸甚幸甚。

辨耳痈耳茵虚实论

夫耳者，肾所开窍，又属少阳胆、三焦经脉所会之处，为痈为疡，不外乎诸经火逆所致。然有虚火，有实火，不可不辨也。如风温袭阻，初起必寒热往来，头痛，耳中肿胀，脉弦硬数，似乎疟状，用牛蒡、荆芥、薄荷、夏枯草、丹皮、山栀,或小柴胡汤,如得汗邪彻,则肿胀自平;或至三五日后,胀痛更甚,身热不和,风温化火,必挟肝邪上升,胀痛时如针刺,内成脓矣,用羚羊角、丹皮、山栀、钩钩①、夏枯草,或龙胆泻肝汤,俟脓泄邪彻,自热退痛止。但其脓不能即干,必须十日半月收功,以少阳三焦多气少血,血少则肌肉难长,故疮口难合耳,此实火之证也。须知耳内有脓时,不可用末药掺之,盖耳窍止有开而无合,将药纳入,塞阻孔窍,脓不外泄,热毒即循络外达,绕耳红肿,则发外耳痈矣,必欲开刀脓泄方愈。所谓虚火耳痛者,或因肝胆怒火过郁,或因肾经真阴亏损,相火亢盛而发。初起亦必寒热,胀而不肿,头顶连项掣痛,脉细数,神形静。此肝阳挟虚火上逆,不能消散,久则成脓,此疡最难速愈。初时用羚羊角散,冀其镇肝清热,久宜用大补阴丸,或金匮肾气丸滋阴补虚,庶可

---

① 钩钩:即钩藤钩。

取效。又幼孩三四岁时,亦有此证,经年脓水不干。此系先天不足,水不养木,肝阳上逆而结,不痛不肿,不必治之,俟阴分足,肝阳平,则愈矣。又小儿因胎风胎热,或洗浴灌水,耳内亦致作痛生脓,初时不可搽药,候毒尽自愈;如月外不瘥,以红绵散治之。耳菌,耳口中发一小粒,形红无皮,宛如菌状,不作脓,亦不作寒热,但耳塞不通,缠绵不已,令人耳聋。先用针刺破,以玉红膏涂之;耳胀痛,用虎耳草汁滴入耳内,痛即止。内服药同虚耳痛。

附:耳漏 生于耳根翎上,女孩穿耳穿伤者多此证,溃脓最难收口,必升药条提之,历久方愈。

辨鸬鹚瘟俗名土婆风耳根痈异证① 同治论

夫鸬鹚瘟者,因一时风温偶袭少阳,络脉失和,生于耳下,或发于左,或发于右,或左右齐发。初起形如鸡卵,色白濡

---

① 异证:此2字原脱,据目录补。

肿,状若有脓,按不引指,但酸不痛,微寒微热,重者或憎寒壮热,口干舌腻。初时则宜疏解,热甚即用清泄,或挟肝阳上逆,即用熄风和阳。此证永不成脓,过一候自能消散。

耳根痛,初起根盘坚肿,其色亦白,止发一边,从无双发,憎寒发热,斯时疏解散邪,得汗则消。如过七日,身热不退,即欲成脓,治用羚羊角散。如寒热无汗,即用小柴胡汤加制蚕、角刺攻透之,俟开刀出脓,肿消热退而安。其时用药,须扶胃和营,不可乱投补托,盖风温偶阻,是正旺邪实,若投参、芪、归、术,必致气血壅滞,脾胃呆钝,脓反不清,以致延绵日期,不即收口。大凡风温偶感者,此为阳实证,正旺邪实,俟脓泄邪退,营卫自和而愈;若用参、芪扶正固托,则反受其累矣。此不可不知也,同学者宜类推之,如时邪瘟证后余邪未彻,耳项发颐,亦有成脓者,治法与此同。

辨发颐豌豆疮论

发颐，乃伤寒汗下不彻，余热之毒未除，邪结在腮颌之上，两耳前后硬肿疼痛。初起身热口渴，当用连翘败毒散清热解毒，或普济消毒饮亦可；如正虚邪实，津亏液枯，大便秘结，神识昏蒙，脉来弦硬者，则以犀角地黄汤加西黄、胆星、竹沥主之。又有湿温时邪，或伏邪瘅疟，或温痧疫毒，虽得汗而余邪未彻，走入少阳，发于颐者，身体仍然寒热，舌苔白腻，或大便坚结，或协热下泄，当以泻心合温胆，或葛根芩连汤治之。如寒热不止，患上红肿光亮而软者，势必成脓，穿溃后不可骤投补托，止宜扶胃和营，外以升膏盖贴，如脓不外泄，用升药线提之。

豌豆疮者，亦因伤寒汗下后余毒未尽，故于瘥后而发。只以黄连、甘草、归尾、红花、防风、苦参、荆芥、连翘、羌活、白芷之类煎服；外用芒硝、赤小豆、青黛为末,以鸡子清和猪胆汁调和,敷疮上最佳。勿动其靥①,待其脱落无痕。

辨颈痈锁喉痈论

颈痈生于颈之两旁,多因风温痰热而发。盖风温外袭,必鼓动其肝木,而相火亦因之俱动,相火上逆,脾中痰热随之,颈为少阳络脉循行之地,其循经之邪至此而结,故发痈也。初起头痛,身发寒热,颈项强痛,渐渐肿赤。投以疏解散邪,势轻者即能消散;若四五日后寒热不解,便欲成脓,当清热和营,出脓后扶胃和营,大约半月收功。亦有因于阴虚,少阳三焦火郁上攻,气血凝滞而发者,然此证必兼挟风热,非纯乎内伤之证也,所以较他证肝邪所发者,尤为易愈耳。

锁喉痈,生于结喉之外,红肿绕喉。以时邪风热,客于肺胃,循经上逆壅滞而

---

① 靥(ye夜):原指面颊上的酒窝,此指疮愈时所结的痂盖。

发；又或因心经毒气，兼挟邪风结聚而发。初起外候与火痰相似，根盘松活，易于溃脓者顺，坚硬而难脓者重。治法与前证可以参用。

辨风热痰惊痰论

夫风热痰皆发于颈项间，以风温阻于少阳梢络而发。初起寒热，项间酸痛，结核形如鸡卵，根盘散漫，色白坚肿，斯时宜用牛蒡解肌汤，五日后身凉自能消散。如身热不退，即顶尖色渐转微红，而成脓矣，穿溃后脓泄邪退，自能收口。然此证生于幼孩者多，盖风温袭人，化火发热最易成脓，以幼孩纯阳，不耐身热故也。成脓时或发痉厥，不妨。

又有小儿惊后发痰者，以风温初袭，来势急暴，肝阳弗宁，即手足搐搦，有顷其势稍杀，邪即循经而上，结于颈项之间，肿硬成疡，此名惊痰，其儿即惊止体安。如热不退，即欲成脓，不可妄用惊药，但以牛荙解肌汤主之。

辨瘰疬瘿瘤论

瘰疬之病,属三焦肝胆等经风热血燥,或肝肾二经精血亏损,虚火内动;人或恚怒忧思,气逆于肝胆二经,二经多气少血,故怒伤肝则木火动而血燥,肾阴虚则水不生木而血燥,血燥则筋病,肝主筋也,故累累然结若贯珠。其候多生于耳前后,连及颈项,下至缺盆及胸胁之侧。其初起如豆粒,渐如梅李核,或一粒,或三五粒,按之则动而微痛,不甚热,久之则日以益甚,或颈项强痛,或午后微热,或夜间口干,饮食少思,四肢倦怠,或坚而不溃,或溃而不合。皆由气血不足,故往往变为痨瘵。《外台秘要》云:肝肾虚热则生疬。《病机》云:瘰疬不系膏粱丹毒火热之变,总由虚劳气郁所致,止宜以益气养营之药调而治之,其疮自消,盖不待汗之下之而已也。若不详脉证虚实之异,而概用追蚀攻下,及行气散血之药,则必犯经禁病禁,以致血气愈损,必反为败证矣。治法,若寒热焮痛者,此肝火风热,而气病也,用小柴胡汤以清肝火,兼服加味四物汤以养肝血;若寒热既止,而核不消散者,此肝经火燥而血病也,用加味逍遥散以清肝火,六味地黄丸以生肾水;若肿高而稍软,面色萎黄,皮肤壮热,脓已成也,宜针以决之,及服托里之剂;若经久不愈,或愈而复发,脓水淋漓,肌肉羸瘦者,必纯补之剂,庶可收敛,若益气养营汤以补气血,六味丸以滋肾水、培肝木,补中益气汤以健脾土是也。又如夏枯草能散结气,而有补养血脉之功,能退寒热,虚者尽可用之。他若贝母、陈皮、木香、香附、青皮、地骨皮、山栀等,为化痰、散滞、利膈之品,亦可随手加入。外又有隔蒜灸之法,或又用豆豉饼灸之,以琥珀膏贴之,亦佳。若其气血未损,而核不消者,方可服散坚之剂,如必效散,或遇仙无比丸,俟其毒一下即止,更以益气养荣汤调理之。又有方用夏枯草、忍冬花、蒲公英各四五钱同煎汤,朝夕代茶饮之,十余日渐消;然此药但可治标,若欲除根,必须灸肩髃、曲池二穴,以疏通经络。如取此穴,当以指甲掐两肘尖、两肩尖骨缝间接处,其患处觉有酸麻者,方是其穴。此证男子不宜太阳青筋,潮热咳嗽自汗;女人忌眼内红丝,经闭骨蒸烦热,必变成痨瘵而不可救。又幼孩生此证者,系先天禀薄,后天生气不足,营卫并弱之故,宜用丸药以固先天肝肾,煎剂以扶后天脾胃,方可消散而愈。

瘿瘤者,非阴阳正气所结肿,乃五脏瘀血浊气痰滞而成也。瘿者阳也,色红而高突,或蒂小而下垂;瘤者阴也,色白而漫肿,无痒无痛,人所不觉。《内经》云:肝主筋而藏血,心裹血而主脉,脾统血而主肉,肺司腠理而主气,肾统骨而主水。若怒动肝火,血涸而痉挛者,自筋肿起,按之如筋,久而或有赤缕,名曰筋瘤。若劳役火动,阴血沸腾,外邪所搏而为肿者,自肌肉肿起,久而有赤缕,或皮俱赤者,名曰血瘤。若郁结伤脾,肌肉消薄,外邪所搏而为肿者,自肌肉肿起,按之石①软,名曰肉瘤。若劳伤肺气,腠理不密,外邪所搏而臃肿者,自皮肤肿起,按之浮软,名曰气瘤。若劳伤肾水,不能荣骨而为肿者,自骨肿起,按之坚硬,名曰骨瘤。当各求其所伤而治其本。大凡属肝胆二经结核,宜八珍加山栀、胆草,以养气血、清肝火,六味丸以养肺金、生肾水。若属肝火血燥,须生血凉血,用四物、二地、丹皮、酒炒黑胆草、山栀。若中气虚者,补中益气汤兼服之。倘治失其法,脾胃亏损,营气虚弱,不能濡于患处,或寒气凝于疮口,营气不能滋养于患处,以致久不生肌而成漏者,悉宜调补脾气,则气血壮丽肌肉自生。若不慎饮食起居及七情六淫,或用寒凉蚀

---

① 石:据下文气瘤"按之浮软"句,则此"石"字当作"沉"解。

药,蛛丝缠、芫花线等法以治其外,则误矣。又瘿瘤诸证,只宜服药消磨,切不可轻用刀针掘破,血出不止,多致危殆。

辨缺盆疽臑痈胛痈论

缺盆疽者,生肩前陷中。初起肩背拘急,寒热大作,饮食少进,小水不利,即焮红肿痛,有头如水泡,后遂旁生数头,根盘坚硬。此足阳明、手足少阳经积热聚湿所发。宜急治之,若稍缓必致溃烂,是经少血多气,疮口遂有难合之患。初宜蟾酥丸发汗解毒,更与荆防败毒散,溃后宜用补托。

臑痈在肩下膊上,结核如桃,如鹅鸭卵,色赤痛甚,臑臂表里俱肿,惟肘节处差小,有似藕形,故又名藕包毒。属手三阳经外感风温风火而成。红肿之外无晕者顺,有晕者逆。初起即当发散解毒,成脓后治以清营彻热,溃后以扶脾养阴为主。

胛痈生肩膀后下、胁后外层歧骨缝

间,或在左臂,或在右臂,同属手太阳小肠经,由风火凝结而成。如生在肩前下、胁前外之上骨缝开合空凹陷中,或在左,或在右,同属心包络经,名曰乐疽,乃血热气郁而成。初起有核,渐肿坚硬,大如鹅卵,疼痛入骨,头疼寒热,治以荆、防、夏枯草、贝母、丹参、地丁、银花、连翘、丹皮、黄芩、山栀之属。

附:汤森亭先生肩背臂膊诸痛论

谨按《经》云:西风生于秋,病在肺俞、在肩背,故秋气者,病在肩背。然则肩背之痛,当责之于肺无疑矣。但有风寒、风热、气盛、气虚、痰饮之别。盖肺主皮毛,皮毛受邪以传于肺,郁遏经络,因而作痛,当以辛温之药散之。或风热乘其肺,使气郁甚者,当泻风热,以辛凉之药解之。又肺主气化,而治节一身,或气盛有余,则壅而不行,阻塞经络,肩背则痛,或气血不足,则少气不足以息,亦令肩背作痛,盛则苦辛泻之,虚则甘温补之。又肺为贮痰之器，肺中素有积痰，随气流注经络，以致隧道壅遏为痛，此又当理痰而顺气，盖气清则痰自化也。外此又有肾气上逆作痛一证，此逆气即阴气也。肾中阳虚，浊阴之气始得上干清阳之位，此当甘辛温药峻补真阳，而驱逐阴邪，若专理肺气，反为诛伐无过。臂痛之证，或为风寒湿所搏，或痰饮流入经隧，或因挈重伤筋所致，或因气血凝滞经络不行而作痛。其于治法，风则散之，寒则温之，痰则理之，若因伤筋而血瘀，治以通经而活血。诸法之内，总当佐以姜黄、桂枝，以其横行，为手臂之引经也。

辨夹痈米疽论

夹痈者，又名腋痈，生肩膀下窝内。若其皮色不变，漫肿无头，日久方痛，乃生寒热者，此由肝经血滞，脾经气凝所发。此患难消，终必作脓。未破者用柴胡清肝汤，已破则益气养营汤主之，首尾温补，切忌寒凉。三四日即头痛寒热者,此足少阳胆、手厥阴心包络、手少阴心三经外感风热而发,首宜疏风散邪,兼和营通络,则邪热退而肿消矣。

其有赤色坚肿者,名曰米疽。初起之时,其形如核,即寒热时作。亦由肝脾二经忧思恚怒,气凝血滞,并风温外袭而发。其治法即与前二证相参可也。

辨臂痈鱼肚发论

臂痈、鱼肚发者,俱生臂上。在臂外为臂痈,在臂内垂肉处为鱼肚发。总缘经络热极,风邪外干,气血有乖而生也。当分经络,用本经之药为引,行其气血,则未成可消,已成亦易溃而易愈矣。其分经治法,则东垣之论綦①详焉。其曰臂痛有六道,以两手伸直垂下,大指居前、小指居后而定之。前廉痛者属阳明,以升麻、干葛、白芷行之;后廉痛者属太阳,以藁本、羌活

①綦(qí其):极,甚。

行之；外廉痛者属少阳，以柴胡行之；内廉痛者属厥阴，以柴胡、青皮行之；内前廉痛者属太阴，以升麻、白芷行之；内后廉痛者属少阴，以细辛、独活行之。夫臂肘之上，接骨之下，内连大小筋脉，此处发痈疖，每举动不便，垂手多坠疼；如脓深彻骨，即伤筋脉，拳缩不舒，搐搦，又宜加缓慢筋脉之药，此治法之大较也。至其散邪清热、化毒和营，则与诸痈疽同治。如秋令伏邪阻络，舌白呕恶、寒热胸闷者，即用泻心或温胆法。如风温夹湿火入络者，即用羌、防、灵仙、片黄之类。

辨骨蝼疽垂臂发论

薛立斋曰：骨蝼疽，生臂外前廉大骨之后，属手阳明大肠经，由七情不和，积怒积忧积热所致。初起生瘰如粟米，渐大如豆，旬日大如桃李，坚硬疼痛不可忍。若紫晕开大，腐烂斑点串通肌肉，遍身拘急发搐，呕哕不食，冷汗自出，滑泄烦躁脉乱者死。此乃真阴虚极,而火独亢之故。治当滋其化源,勿以扬汤止沸之法误之。

垂臂发,生于垂臂接骨下臂鹅上,起如鸡鸭卵大,皆由营卫不调之所致也。喜患生实处而不透内。治宜祛风散邪,消痰化毒,庶不致有大患矣。

辨石榴疽鹅痈论

立斋曰:石榴疽,生肘尖上一寸余,属三焦天井穴,由三焦相火与外湿热相搏而成。初起一点黄粟小泡,根脚便觉开大,色红坚硬,渐渐肿如复碗,疼痛不可忍,皮破泛出,叠如榴子,令人寒热时作如疟状。内服蟾酥丸发汗;以菊花烧灰存性,加轻粉少许,研敷肿处,神效;破后用菊花蕊煎汤洗之,顶上用夺命丹以膏盖之。此证以九日得脓为吉,反此为凶。汤剂如疔疽调治。

鹅痈生于肘撑上,红肿作痛,若溃之必殒命,不可轻忽。初宜灸之。

辨蝼蛄串肘痈肘后毒论

丹溪曰：蝼蛄串，生于臂小臂也。内中廉，属包络经。由思虑伤脾，脾伤则运化迟，故生浊液流于肌肉，脾气瘀滞不舒凝结而成。初起筋骨如中流矢，疼痛渐增，漫肿坚硬，不红不热，手背及内关前后连肿数块，臂膊不能转动，日久其肿块渐次溃破，孔孔时流白浆，内溃串通诸孔，外势肿硬不消，脓水淋漓如漏。患者必面黄肌瘦，饮食减少，午后寒热交作，虚证并添，而成败证矣。初宜逍遥散，次用人参养营汤，调和气血，扶助脾胃，十中可保三四。若妄投寒凉克伐，损伤脾胃，则活者鲜矣。

肘痈生于肘之围绕，由心肺风火凝结而成，形小为疖，形大为痈。

肘后毒①,亦风火郁结,气血凝滞而成。二证初起,俱宜疏散调营。

辨手腕痈兑疽论

丹溪曰:手腕痈,生手腕外面,属手三阳经,风火湿毒凝结而成。乃皮肉浇薄之处,若迁延日久不溃,或漫肿平塌,既溃腐烂露骨者逆,难于收功。若肿硬焮赤不烂,而多生头者,即名鼓槌风,又名手腕疽。

兑疽,生手腕里面,横纹后前梢动脉之间,又名脉疽。初起寒热肿痛,痛彻手膊,举动不便。此乃肺金门户,若溃深则肺气大泄,最为危候。以上二证,均仿疔疽调治。

---

①肘后毒:原作"肘后痈",据本节标题改。按上文云"肘痈生于肘之围绕",则"肘痈"已含"肘后痈"。此曰"肘后毒"者,据《医宗金鉴·外科》:"毒者,痈之轻症也。"

辨手发背手心毒托盘疔论

手发背，发于手背中渚、液门二穴，属手少阳三焦经；若发于正中劳官，属手厥阴心包络经。由风热相乘，气血壅滞而结。初起形如芒刺，憎寒恶热，昏闷作痒，疼痛呕逆，遂满手背高肿，后聚毒成疮，深入至骨。成脓溃速者顺；若漫肿坚硬，溃迟为疽；又有初起一粒高肿，隔日即烂，此属湿火。初宜俱用荆防败毒散，次用黄连解毒汤或犀角地黄汤。有将手背尽行烂去者，须掺珍珠散，贴白玉膏收功。

手心毒，一名擎珠毒，又名瘭疽，属手少阴心、手厥阴心包络二经湿火之毒所结也。其疮如泡，色如血赤，外形虽小，内毒有余，疼痛非常，日夜无间，此证往往有不能收功，流血至死者。治法必用大补水之剂，佐以解毒之味，如地丁、银花、元参、生地、当归、丹皮、贝母之属。

托盘疔，生于手掌中心，系手厥阴、少

阴二经之所司也。由心火炽甚，逼血妄行，肝风鼓舞，毒散四肢，加以忧思过度，酒色不节，遂至毒流骨髓，侵于劳宫，劳宫系心经之脉络，故毒生焉。初起坚硬起泡，其泡明亮者即挑之，治以银花解毒汤。

辨手丫发合谷疽论

五指丫处结毒焮肿者，除大指合谷穴名合谷疽，余皆名手丫发，俗名手丫支。手背丫，是手三阳经受证；手掌心丫，是手三阴经受证。初起如粟，渐大如豆，掀热疼痛不止。此皆由湿火凝聚而成。初起宜疏散清热解毒，成功后其脓不透，即以制蚕、角针透之，待脓泄邪退，扶胃而和其营，然后收功。

合谷疽，又名虎丫毒，此手阳明大肠经湿热之毒结聚之所致也。初起黄粟小泡，热痒掀痛根深。有红线上攻腋内者，即名合谷疔。若初起如豆，渐至漫肿，坚硬焮痛而不可忍者，名合谷疽。治法与前证同。

辨蛇头疔蛇眼疔水蛇头论

蛇头疔，又名天蛇毒，又名调疽。生手大拇指顶头，或生他指。初起如粟，渐大如豆，或如桃李，坚硬焮赤肿痛，疼极连心；又或青或白，乍黄乍紫乍黑，或痒或麻木不痛，自筋骨发出，根深毒重，属手太阴肺、手厥阴心包络经热毒结聚而成。甚则手背手心皆肿，指头皮硬。当以猪胆套之，或以雄黄散涂之，予以蟾酥丸发汗解毒，更服银花解毒汤。若四五日后溃脓，有黄头可刺者顺；如不溃无脓，黑色过节者险。其药即进凉膈，或黄连解毒汤、犀角地黄汤等。若毒气攻心，呕吐不食，膨胀，齿缝出血，是为危候。此证脓未熟时不可开刀早，否则致皮裂肉翻，疼痛倍增，不能速愈。若患久即有多骨，多骨出始能收口，虚而不敛者能补之。更有脓不泄，火毒不化，腐烂其筋，至落去一节者。

蛇眼疔，生于手指甲旁尖角间，形如豆粒，色紫半含半露，硬如铁钉。亦火毒所发。若有黄头出如眼者，即以针挑破之。

水蛇头，指头有黄泡明亮者是。亦宜挑破，去其恶水即愈。

辨代指蛀节疔鳅肚疔论

代指俗名瘭爪，生指甲身之内，三四日后，甲面上透一点黄色。初起先肿掀热，疼痛应心，宜用甘草、朴硝各五钱，煎汤浸洗即瘥。如甲面透黄，即系内脓已成，但无路得泄，须用线针在指甲身就脓近处挑一小孔，脓方得出；随后轻手挤尽余脓，用黄连膏贴之易愈。若失治，以致脓毒浸淫好肉，爪甲溃空，必然脱落。宜用琥珀膏贴之，日久收功。

蛀节疔，又名蛇节疔，生于手指中节接骨处，绕指俱肿，其色或黄或紫。由火毒凝结而成，治同疔疽。

鳅肚疔者,一名蛇腹疔,生于手指中节里面,形如鱼肚,故又名鱼肚毒。一指通肿焮热,痛连肘臂。由辛热风湿之毒上干心经,故发此毒,乃心经受证也。但中指通连五指,若中指疔色紫黑者,其毒必恶,易于攻心;心若受毒,即呕吐不食,神识昏迷,而为不治之证矣。务用护心丹时时呷之,再服夺命丹以追其毒。余治同疔疽。

卷　　中

辨失营马刀生死不同论

夫失营马刀,一为不可治,一为可治,以患处部位相同而形又相似,故并而论之。失营者,由肝阳久郁,恼怒不发,营亏络枯,经道阻滞,如树木之失于荣华,枝枯皮焦故名也。生于耳前后及项间,初起形如栗子,顶突根收,如虚痰疬瘤之状,按之石硬无情,推之不肯移动,如钉着肌肉者是也。不寒热,不觉痛,渐渐加大,后遂隐隐疼痛,痛着肌骨,渐渐溃破,但流血水无脓,渐渐口大内腐,形似湖石,凹进凸出,斯时痛甚彻心,胸闷烦躁,是精神不收,气不摄纳也;随有疮头放血如喷壶状,逾时而止,体怯者即时而毙,如气强血能来复者,亦可复安,若再放血,则不能久矣。亦有放三四次而毙者,余曾见过。此证为四绝之一,难以治疗。若犯之者,宜戒七情,适心志,更以养血气、解郁结之药常常服之,庶可绵延岁月,否则促之命期已。其应用之方,如加味逍遥散、归脾汤、益气养营汤、补中益气汤、和营散坚丸等,酌而用之可也。

马刀由肝胆二经郁逆气火所结,亦生在颈项间,其形长而坚硬,按之有情,甚有连发累累,沿至胁下胸前者,亦恶证也。倘患者能使情怀舒畅,调养得宜,治之以疏肝散邪、和营软坚,则可于半载一年之内而获痊愈。设不能自爱,又或境遇不齐,证则有增无减,绵延日久,疮头破烂,脓血大溃,肿势愈坚,遂成损怯而毙者多矣。然究非若失营之不可治也。故合二证而论之,以明其生死不同如此。用药与瘰疬同。

辨发背搭手阴阳虚实异证同治论

发背、搭手之为疡重矣,其证各异,而治则同揆也,故合而论之。发背者,发于脊中,属督脉及足太阳膀胱经,其证有上中下之分。伤于肺,则发于上,在天柱骨下;伤于心与肝,则发于中,为对心发;伤于脾与肾,则发于下,为对脐发。大抵发背之证,其名虽多,_{有莲蓬发、蜂窝发、对心发、对脐发等名。}总不越乎阴阳二证。其感于六淫之邪而发者,为阳证。初起或一头或二头,数日后或大如手掌,或大如碗面,焮赤肿高,疼痛发热,烦渴不宁,势若甚重,其脉洪数有力,能进饮食。先以蟾酥丸发汗,更与银花解毒汤或犀角地黄汤清营解热,勿使伤其脾胃。俟脓一溃,诸症悉安。须知有脓时,急宜当头开之,否则使毒内攻,致生变证。至溃后,即腐烂尺余者,若无恶证,则投以大补之剂,肉最易生,此阳证易治者也。其感于七情而发者,为阴证。或由于郁怒忧思，或由于房劳过度，或由于膏粱厚味，醇酒炙煿，丹石热毒，其人平素阴精消涸，火毒内生结聚，酿成大患。初起一头如粟，根盘散漫，不甚高肿，不甚焮痛，色不红活，紫滞无神，脉微细而无力，饮食不进，止觉闷痛烦躁，大渴便秘，睡语咬牙。四五日间，疮头不计其数，形如莲蓬，故名莲蓬发，又名蜂窠疽发。若见中间一头独大，四边出无数小头者，即名百鸟朝王。疮口各含黄浊，而积日不溃，按之流血。至八九日，其头成片，所含之物俱出，通结一衣，揭去又结，其浮面共烂为一疮，肉虽腐而不脱，其脓内攻，其色黑暗。此元气大虚，而为内陷之证，必致神昏痉厥，手足逆冷，腹痛泄泻，而不可救矣。必于成功后，用参芪内托散峻补元气，冀其引血成脓，化毒外泄；外用乌金膏或夺命丹盖贴以提其毒，俾不至肿不溃，腐不烂，方得生机。丹溪曰：痈疽未溃以疏托解毒为主，已溃以托补元气为主。陈远公谓：阳毒可用攻毒，阴毒必须补正。此数语实为外科枢要，慎勿坐失机宜，致证危势笃，而束手待毙也。

至于搭手，亦有上中下之分。上搭手生于肩膀后骨上，去背沟二指之间，名鼠疽，乃手足太阴、太阳之所司也；中搭手生于脊骨第九椎两旁膏肓穴，名青龙疽，系阳明、太阴之所司也；下搭手生于脊骨第十四节腰窝间旁开三寸肓门穴，乃太阴经之所司也。谓之搭手者，因患者以手搭之，上中下俱能搭着，故名。盖上搭由上焦积热，中搭由心火有余，下搭由肝脾火炽，总归于下元虚弱、肾水耗散而成。此证亦有阴阳之别。阳证形高而肿起，阴证形低而陷下；阳证色红，阴证色带滞；阳证初起必痛，阴证初起必痒；阳证溃烂多脓，阴证溃烂多血；阳证由于外感，阴证由于内伤。其调治之法，与发背之证大略可通，虽曰证有大小，势有轻重，而所以清热化毒、补养气血之方，则无二致也。此二证中，亦有三陷变象，与脑疽同，其候数亦同。又发背、搭手及脑疽，至溃脓腐脱后，新肉既满，而口不敛，有忽发流火者，其人憎寒壮热，甚至神识昏迷，疮口四边红赤，延开四布，切勿惊惧。斯时可用凉血清解，如鲜生地、犀角、丹皮等。俟一日或二日后，汗出身凉，赤退肿平，其疮口自然敛小。此由营卫亏损，火旺浮越所致。汗出而火自散，营卫自和，疮口自敛矣。世俗睹此，每莫能措手，不知非败证也。外又有流毒一证，疽发肿大，势如发背，但头虽溃，而外面不腐，因暑湿郁遏而成，若脓出稠厚，而肉①腐易脱者易愈。治与阳证发背同。

又治发背、搭手之证，最妙灸法，不问日期、阴阳，肿痛或不痛，或痛甚，但未成脓，或不溃者，俱可灸之。取大蒜切片，安疮头上，用大艾炷灸之，三壮换一蒜片，痛者灸至不痛、不痛者灸至痛方止，其毒气

---

① 肉：原作"内"，诸本同，形近致误，据文义改。

自然随火而散；若有十数头作一处生者，即用大蒜研成膏，作薄饼铺疮头上，聚艾于蒜饼上烧之亦可。盖如此恶证，惟隔蒜灸，及涂乌金膏有效。

辨胸发疽膻中疽甘疽论

胸发疽生于正胸膛，去结喉三寸，与心窝不远，乃手足六经交会之所，其患最凶，丧人性命，宜速治之。若三四日失治，则皮开肉裂，甚可畏也。宜用牛黄、熊胆研细，香油调涂四边弦上，以免开花。如痛甚，用乳香、没药为末，铺粗纸上，外以青布片卷好，蘸清油点火，在疮四围照之，痛自止矣；内服蟾酥丸、活命饮，以消散之。若便秘脉实者，即予凉膈散通腑泄热。成功后托里消毒；溃则用八珍、十全等补剂敛口。

膻中疽生心窝上、两乳中间，属任脉膻中穴。盖膻中为气之海，气所居焉，能分布阴阳，若脏腑阴阳不和，七情不平，则发此毒。初亦服蟾酥丸、活命饮；若肿硬发热作呕，大便秘结，烦躁饮冷，舌干口苦，六脉沉实有力，宜服内疏黄连汤以内除之，使邪气不致传变归心则吉。余如前证治法。

甘疽，生于乳上肉高耸处，属肺经中府穴之下。无论左右，皆由忧思气结而成。治法同上。

辨肺痿肺痈论

人有久嗽后肺受损伤，皮肤黄瘦，毛悴色焦，咽喉雌哑，寒热往来，自汗盗汗，气喘不得卧，小便数而不渴，口中有浊唾痰沫而无脓，寸口脉数而虚涩者，此为肺痿。人有胸膈间作痛，咽干口燥而渴，喘急不得安卧，咳嗽不止，吐痰便觉疼甚，按之更增气急，痛不可忍，四肢微肿，喉间闻腥臭之气，随吐脓血，胸前皮肤甲错，肉微起，其人能右睡而不能左卧，左卧即喘急不安，脉数而有力者，此为肺痈。痿者萎也，如草木之萎而不荣，为津亡而气竭也。痈者壅也，肺气郁逆，久壅而成也。盖肺为五脏华盖，处于胸中，主于气，候于皮毛。凡劳伤血气，腠理虚而风邪乘之，内感于肺，则汗出恶风，咳嗽短气，鼻塞项强，胸胁胀满，久而不瘥，便成肺痿；又或汗下过多，重亡津液，亦能致之。若其风中于卫，呼气不入，热逼于荣，吸气不出，风伤皮毛，热伤血脉，风热相搏，气血稽留，蕴结于肺，久则变为肺痈；至如房欲不节，肾水亏而虚火上炎，又或醇酒炙煿，辛辣厚味，熏蒸于肺，无不可成痈也。然痿为正气虚，痈为邪气实。正气虚者，治之宜缓；邪气实者，治之宜速。虚则宜补中带清，实则宜补中用泻。治痿宜清燥救肺汤。治痈则未溃者宜葶苈大枣泻肺汤，或千金苇茎汤；其已溃者，宜内补黄芪汤。

附：喻嘉言先生肺痈肺痿论

《金匮》所论肺痈、肺痿之证，谁秉内

照,旷然洞悉①。请以一得之愚,僭②为敷陈。人身之气,禀命于肺,肺气清肃,则周身之气莫不统摄而顺行;肺气壅浊,则周身之气易致横逆而犯上。故肺痈者,肺气壅而不通也;肺痿者,肺气萎而不振也。才见久咳上气,先须防此两证。肺痈由五脏蕴崇之火,与胃中停蓄之热上乘乎肺,肺受火热熏灼,即血为之凝,血凝则痰为之裹,乃至咳声频并,口中辟辟燥咳,即胸中隐隐痛,浊痰如胶,发热畏寒,日晡尤甚,面红鼻燥,胸生甲错,寸口脉滑数而实,此肺结之痛,日渐长大,则肺日胀而胁骨日昂。始先即能辨其证属表属里,极力开提攻下,无不愈者。奈何医者但知见咳治咳,或用牛黄、犀角冀以解热,或用膏子油粘冀以润燥,或朝进补阴丸,或夜服清胃散,千蹊万径,无往非杀人之算,病者亦

---

① 谁秉内照,旷然洞悉:谁能依据内脏认识,便能豁然明白。秉:操持,依据。内照:内景,内脏。旷然:豁然。洞悉:通晓,明白。

② 僭(jiàn荐):超越本分。

自以为虚劳尸瘵,无可奈何。迨至血化为脓,肺叶朽坏,倾囊吐出,始识其证,十死不救,嗟无及矣。间有痈小气壮,胃强善食,其脓不从口出,或顺趋肛门,或旁穿胁肋,仍可得生,然不过十中二三耳。《金匮》治法最精,用力全在未成脓之先。今人施于既成脓之后,其有济乎?肺痿者,其积渐,已非一日,其寒热不止一端,总由胃中津液不输于肺,肺失所养,转枯转燥,然后成之。盖肺金之生水、精华四布者,全借胃土津液之富,上供罔①缺。但胃中津液暗伤之窦②最多,医者粗豪,不知爱护;或腠理素疏,无故而大发其汗;或中气素馁,频吐以倒倾其囊,或瘅成消中,饮水而渴不解,泉竭自中;或肠枯便闭,强利以求其快,漏卮难继,只此上供之津液,坐耗歧途。于是肺火日炽,肺热日深,肺中小管日窒,咳声以渐不扬,胸中脂膜日干,咳

---

① 罔:无也。
② 窦:原指孔穴,此作"处"解。

痰艰于上出,行动数武①即喘鸣,冲击连声,痰始一应。寸口脉数而虚,其人咳,口中反有浊唾涎沫者,为肺痿之病。《金匮》治法,非不彰明,然混在肺痈一门,况难解其精意。大要缓而图之,生胃津,润肺燥,下逆气,开积痰,止浊唾,补真气,以通肺之小管;散火热,以复气之清肃。如半身痿废,及手足痿软,治之得法,亦能复起。虽云肺病近在胸中,呼吸所关,可不置力乎!肺痈属在有形之血,血结宜骤攻;肺痿属在无形之气,气伤宜徐理。肺痈为实,误以肺痿治之,是为实实;肺痿为虚,误以肺痈治之,是为虚虚。此辨证用药之大略也。

辨井疽心漏论

井疽生于心窝,乃任脉经鸠尾穴,又名穿心毒,最为难治。此因心火妄动而发。若初起状如黄豆,即焮赤高肿,心躁

---

① 武:半步曰武。

烦而肌热如焚,唇干舌燥黄色,渴饮冷水,斯时或以凉膈散通腑泄热,或用犀角地黄汤清营解毒,若得疮势渐退,自可调理而愈。如或坚硬紫黑,毒气内陷,恶闻食臭,呕吐不宁,精神恍惚,腹胀泄泻者,不治。又有起时肿硬,肉色不变,积久穿溃者,此名穿心冷瘘。乃因多食生冷死厌之物,恶毒积久,内犯心包络,故外发于心掩也。宜以温补气血之剂治之。

心漏者,初时胸间生疮,因不慎酒色,致成漏窍,每每流血,久则神形困惫,腰痛难伸,形同伛偻①。此其疡虽属心,根由于肾。夫心肾本相通也,心气必得肾气以相生,肾气必得心气以相闭。心漏之成,成于肾气之泄,安可不补肾气之衰乎?然补肾而心气不闭,则补肾无益,盖有出气而无止气耳。或云漏疮多成于湿热,今补肾而不闭心窍,则漏不愈;闭心窍而不去湿热,只治心肾,漏亦不能愈也。然漏亦不

---

① 伛偻(yǔ lóu 雨楼):驼背。

同,漏在他处者可泄其湿热,在胸间者不可泄湿热也。盖漏既成于肾虚,肾虚则寒而非热也;肾虚者,肾水虚而非邪水盛也。补真阴而邪水自消,温肾寒而湿热自退矣。温肾丸主之:鹿茸二具去毛,酥炙,附子二枚,炮①,去皮脐,人参、青盐各二两,瓦松二枝,红枣四两,煮枣捣丸,每空心酒下三十丸,服月愈而漏自愈。一方无瓦松、人参。此方兼治肾虚腰痛如神。

辨幽痈赫痈冲疽论

幽痈,生脐上七寸。初起如粟,渐增漫肿疼痛,形如鹅卵,甚则坚硬,牵痛胸胁。由过食膏粱厚味,忧思气结,肠胃不通,火郁而成斯毒,自内发外者也。初服神授卫生汤,溃后即用补托。

赫痈,生脐上三寸,属任脉经建里穴。由七情郁火凝结而成。初如粟粒,痒痛相兼,其肿迅速,寒热往来,甚则呕哕,牵引

---

① 炮:原作"泡",形近致误,诸本同,据文义改。

脐痛。初肿微红，顶尖根束，渐透赤色者，以活命饮消散之；成脓后，用托里消毒散；既溃，宜参芪内托散。

冲疽，一名中发疽，生于脐上二寸，系任脉经下脘穴。由心火炽甚，流入肾经所致。肿高色赤，脓稠者易愈；若平塌黑色，膨胀恶心，脓水清稀，内肾疼痛，泻利无度，谵语直视者死；溃久不敛者死。凡此皆属虚耳，法宜用大补之剂，如能受补，即不死也。

辨乳癖乳痰乳岩论

薛立斋曰：乳房属足阳明胃经，乳头属足厥阴肝经。男子房劳恚怒，伤于肝肾；妇人思虑忧郁，损于肝脾，皆能致疡。第乳之为疡有不同。有乳中结核，形如丸卵，不疼痛，不发寒热，皮色不变，其核随喜怒为消长，此名乳癖，良由肝气不舒郁积而成；若以为痰气郁结，非也。夫乳属阳明，乳中有核，何以不责阳明而责肝？

以阳明胃土最畏肝木,肝气有所不舒,胃见木之郁,唯恐来克,伏而不扬,气不敢舒;肝气不舒,而肿硬之形成,胃气不敢舒,而畏惧之色现,不疼不赤,正见其畏惧也。治法不必治胃,但治肝而肿自消矣。逍遥散去姜、薄,加栝楼、半夏、人参主之。此方专解肝之滞,肝解而胃气不解自舒,盖以栝楼、半夏专治胸中积痰,痰去肿尤易消也。

有乳中结核,始不作痛,继遂隐隐疼痛,或身发寒热,渐渐成脓溃破者,此名乳痰。或亦由肝经气滞而成,或由于胃经痰气郁蒸所致。用药疏肝之中,必加贝母、半夏、栝楼等以治痰,则未脓可消;至已溃,必兼补气血,方易收口。

乳痈之不可治者,则有乳岩。夫乳岩之起也,由于忧郁思虑,积想在心,所愿不遂,肝脾气逆,以致经络痞塞结聚成核。初如豆大,渐若棋子,不红不肿,不疼不痒,或半年一年,或两载三载,渐长渐大,始生疼痛，痛则无解日，后肿如堆粟，或如覆碗，紫色气秽，渐渐溃烂，深者如岩穴，凸者如泛莲，疼痛连心，出血则臭，并无脓水，其时五脏俱衰，遂成四大不救。凡犯此者，百人百死。如能清心静养，无挂无碍，不必勉治，尚可苟延。当以加味逍遥散、归脾汤，或益气养营汤主之。此证溃烂体虚，亦有疮口放血如注，即时毙命者，与失营证同。

辨乳痈乳疽论

夫乳痈之生也，有因乳儿之时，偶尔贪睡，儿以口气吹之，使乳内之气闭塞不通，以致作痛，此即外吹证。因循失治而成者；有因所乳之子膈有滞痰，口气焮热，贪乳而睡，热气吹入乳房，凝滞不散，乳汁不通，以致结核化脓而成者；亦有忧郁暴怒伤肝，肝气结滞而成者；又有肝胃湿热凝聚，或风邪客热壅滞而成者。始时疼痛坚硬，乳汁不出，渐至皮肤焮肿，寒热往来，则痛成而内脓作矣。凡初起当发表散邪，疏肝清胃，速下乳汁，导其壅塞，则自当消散；若不散成脓，宜用托里；若溃后肌肉不生，脓水清稀，宜补脾胃；若脓出反痛，恶寒发热，宜调营卫；若晡热焮肿作痛，宜补阴血；若食少作呕，宜补胃气。切戒清凉解毒，反伤脾胃也。况乳本血化，不能漏泄，遂结实肿，乳性清寒，又加凉药，则肿硬者难溃脓，溃脓者难收口矣。其药初起如牛蒡子散、橘叶汤、逍遥散之类，溃后则宜益气养营汤。又若半夏、贝母、栝楼消胃中壅痰，青皮疏厥阴之滞，公英、木通、山甲解热毒、利关窍，当归、甘草补正和邪，一切清痰、疏肝、和血、解毒之品，随宜用之可也。又有湿火挟肝阳逆络，或时疫，或伏邪聚结而成者，起时乳头肿硬，乳房焮红漫肿，恶寒身热，毛孔深陷，二三日后皮即湿烂，隔宿焦黑已腐，再数日后身热退而黑腐尽脱，其生新肉如榴子象。掺以珍珠散，以白玉膏盖之；内服疏肝清湿热之剂以收功,此湿火乳痈也。再妇人乳头有数孔,一孔又有一络,络于乳房。其始生痈也,只患一络,迨①其脓血出尽,又患一络,逐络递及,遂至满乳,则危而不救者多矣。初起每早服元寿丹,可保不传余络。今外科谓乳有数瓤,欲传瓤者非也。

若其始生硬肿,即有头出,后复旁生数头,头中有脓不多,此名乳疽。是为阳明痰热之毒,兼挟肝胆之火结成。治当清理痰气,疏通肝邪,解毒和营,如荆、防、苏叶、白芷、贝母、栝楼、青皮、夏枯草等物,在所需用矣。

附:内吹 孕妇二三月,或至八九个月,乳中有核成痛,是胎气旺而上冲,致阳明乳房结肿疼痛。宜服石膏散清之可消;若溃后,虽脓出腐脱肌生,必俟分娩后始能收口。

乳头风 乳头干燥而裂,痛如刀刺,

---

① 迨(dài 代):同"逮",等到。

或揩之出血，或流黏水，或结黄脂。此由暴怒抑郁，肝经火邪不能施泄所致，胎前产后俱有之。内服加味逍遥散；外以白芷末，乳汁炖熟调敷。

男子乳疖 与女子不同。男子乳头属肝，乳房属肾，以肝虚血燥，肾虚精怯，故结肿痛。治当以六味地黄汤加归、芍、青皮主之。

辨捧心痈腊① 痰论

捧心痈，生于人字骨②下低陷中，肿坚色白，脉空芤无力，腰痛肤黄面浮。有因脱力中伤，或受伤营卫失和而发；有因抑郁伤肝，肝邪乘脾，脾气不能运行，致气血留滞而发；亦有因病后脏腑气衰，营卫不能通调而发。治法宜和营通络，调养气血，使之渐渐内消。若至成功出脓，每易成损怯，难以痊愈。

---

① 腊：同"肚"。
② 人字骨：指剑突。

腊痰生于中脘①穴下,或左或右。初起结核,渐渐肿大,坚硬色白。其病因脉证,与捧心痈相似,治法亦同。此证宜速治,若成功后,脓从呕吐出者不治。

辨胃脘痈腊痈论

胃脘痈者,生于中脘穴。又名胃募,在人字骨下三指,脐上四寸。有外痈,有内痈。外痈在皮里膜外,初起漫肿,渐渐焮红成脓。此由平素醇酒厚味,湿热积聚,脾阳失运,凝滞气血而发;或因伤寒结胸,腑气虽通,脾肺气虚,不能升降,以致湿浊混淆,留滞不散,营卫失和而结。治当利其湿热,开提肺气,扶助脾胃,清营解毒,庶能消散。倘有脓即宜开破,以泄其邪,后用补托收功。至于内痈,俗名腊痈,生于胃中。初起中脘穴必隐痛微肿,按之坚硬,身皮甲

---

① 中脘:原作"中腕",据中医经穴名称改。按本书"胃脘""上脘""中脘""下脘","脘"与"腕"字互用,今以"脘"字律齐。

错，不泽也。寒热如疟。多因醇酒炙煿，七情火郁，又外感寒气隔阳，使热浊之气填塞胃脘，胃中清气下陷，营气不从故发。右关脉必见沉细，盖胃脉见于右关，本宜洪大，而反沉细者，是见胃气之逆也。人迎胃经穴，在结喉①两旁。脉来甚盛，以热聚于胃口而不行，故人迎反甚耳。有此二脉，痈已成矣。其时少阴厥逆，机关不利，胸膈痞闷，腹中疼痛连心。若脉洪数者，已有脓也，宜急排之，赤豆薏仁汤主之，大射干汤亦可。设脉迟紧者，虽脓未成，已有瘀血也，宜急下之，牡丹皮散主之。如痰气上壅者，柑橘汤；大便不利者，太乙膏作丸服之；小便赤涩，腹满不食者，三仁汤；体倦气喘作渴，小水频数者，肺气虚也，补中益气汤加麦、味补之。此证若脓自口吐出，必至毒气漫延，腐烂肠胃，脾气日衰，饮食少纳，形神憔悴，精耗气竭而毙。

---

① 结喉：原作"急喉"，诸本同，据中医部位名称改。

辨胁痈肋痈论

胁痈又名穿胁痈,或发于左胁,或发于右胁。人之两胁乃足厥阴肝经气分出入之道路,一有阻滞,不得疏通,郁而为痛,故血亦为之凝聚矣。是以胁之上下发毒,皆属肝经。此证多因郁怒肝火而发,或因肝胆之气不平,而风火内搏,营逆血热结聚而发。惟虚怯人生之,若肥胖内实者,鲜此证也。初起宜栀子清肝汤解郁泻火;已成四妙汤加青皮、香附;脓成者即针之,勿伤内膜;溃后宜八珍汤加山萸肉、牡丹皮、泽泻,兼滋肾水。但气虚胃弱之人,亦不可过与补阳之药,恐内受热剂,则虚热愈盛,盛则透伤内膜,切宜慎之。又病因虚劳所得,如破流臭败脓水清稀,补托不应者,是死证也。

肋痈生于肋条骨间,又名侠荧痛,亦由肝火郁怒结聚而成。初起骨间隐痛,渐渐肿起,后或大如杯碗,色或赤或白,疼痛难忍，内肠绞刺。患在左痛牵右肋，患在右痛牵左肋，体虚之人难以胜受。惟此处痈疽多是内毒，却人攻而死者多。人染此患，急宜用针刺出脓血，防其内攻。若至二候，溃出稠脓为吉，溃出清水为凶。治法与前证参用。

辨腹痈脐痈脐漏论

腹痛者，亦名腹皮痈，生于腹之皮里膜外。乃脾之毒，因食煎煿油腻，酒醉太过入房，以致毒不流通而结，无论左右，隐痛日久，后发痛肿于皮外，右关脉见沉数而腹痛甚者，是其候也。不可过服克伐之药，若希图消散，过伤胃气，则肿不能溃，溃不能敛，难致收功矣。初宜服活命饮，或化毒除湿汤，溃后服托里消毒汤。

脐痈，生于脐中，由心经积热流于小肠经，毒聚而成。心与小肠为表里，心移热于小肠，故发是毒。肿大如瓜，高突若铃，或红或白。但脐为任脉神阙穴，禁针之所，宜早消散，否则恐其内溃。若有脓,即穿破出外为吉。初宜多服蜡矾丸,汤剂则用黄连解毒合五苓散治之,或导赤散加归尾、赤芍、银花亦可。

漏脐疮,或因肾虚火亢而发,或因恼怒气郁而发。宜服补剂,外以生肌散敷之。又小儿脐中撒尿,因肝肾亏乏,气不宣化,是童痨败证,不治。

辨小儿脐风及脐汁不干论

凡儿生月内,肚胀腹硬,脐围浮肿,口撮眉攒,牙关不开,名曰脐风撮口证。盖因脐带剪短,或包缚不紧,以致水湿浸脐,客风乘虚而入,传之于心,蕴蓄其邪,复传脾络,舌强唇青,手足微搐,喉中痰响,是其候也。服延寿丹少许即愈;如神脱气冷者不治。

夫脐为根本,风湿防护须严,一有所失,则脐肿不干,每出青黄水,久而作搐,人于经络,即成风痫,并撮口脐风,皆为恶候。宜以五倍子研末掺之。但初生小儿，仅如血泡，不可用冰射之膏贴之，并忌大寒大热之剂，盖肌肉未坚，脏腑柔脆，难以抵挡耳。

辨癥瘕癖块论

夫癥者徵也，血凝痰滞，有形可徵，故一定而不移；瘕者假也，由气结聚，无形成假，故推之而可动，且时有时无，来去靡①常，发无定所。至于癖块者，与癥相似，每在两胁，有由疟而得者，谓之疟母；有由气而得者，谓之气癖。窃思三者之证，皆内为喜怒忧思悲恐惊七情所致。盖人之气血，营卫一身，上下周流，无时或间，苟得充实顺序，积聚由何而生？一有所伤，则气液水谷，失其运旋，以致稽迟而为积为聚也，故数证者俱从郁论，病本在于肝脾，而胃与八脉，亦与有责。治之之法，当从诸经，再究其气血之偏胜。气虚则补中以

---

① 靡：无也。

行气,气滞则开郁以宣通,血衰则养营以通络,血瘀则入络以攻痹。如或营伤气阻者,须于养营之中通泄其气;如或络虚则胀、气阻则痛者,须以辛香苦温和络通降;又如肝胃两病者,宜泄肝救胃;肝胃脾同病者,则扶土制木;肝脏之气独郁不宣者,宜辛香专治于气;血痹络逆失和者,宜辛香专理其血;病由冲任扰及肝胃而逆乱者,仍从肝胃两经主治,宜疏降温通。凡此皆施治之大要,贵在医者之生心化裁耳。总之用攻法,宜缓宜曲,不可太峻,太峻则正气受伤;用补法,忌涩忌呆,须当疏利,疏利则积滞可去,此尤不可不知也。至于古人调治之方,若金铃子散、疏肝导滞汤、益气养营汤、鳖甲煎丸、旋覆葱绛汤等,俱可酌用,须随机应变,不执方而方始为我用矣。

辨大肠痈小肠痈论

夫大肠生痈者,或其人平素醇酒炙

焯,湿热郁蒸,相傅①受伤,肺气不能宣降,致湿热下注,壅遏气血而发;肺与大肠为表里,肺伤则湿热下注于大肠而生痈也。或由七情所伤,饥饱劳役,担负重物,致使气血乖违,湿动痰生,肠胃痞塞,运化不通而结。初起发热恶寒,脉数而芤,皮毛甲错,右足屈而不伸,腹急渐肿,按之急痛,大便坠重,小便涩滞若淋。如痈未成者,宜以大黄汤下之,瘀血去尽自安;如体虚脉细,不敢下者,以活血散瘀汤和利之;痈已成,腹中疼痛,胀满不食,便淋刺痛者,以薏苡仁汤决之。如脓从大便出者易治;若在脐旁出头者,即以卧针刺之;若从脐内出脓者不治。亦有脐突肿硬,绕脐生疮者,此名盘肠痈证,治法与上同。

小肠痈者,少腹肿而硬,按之则痛,左足屈而不伸,溲数似淋,时时汗出,复恶寒,身皮甲错,腹皮急,甚则腹胀大。此证

---

① 相傅:指肺脏。《素问·灵兰秘典论》云:"肺者,相傅之官。"

或由于肝邪积聚,寒凝气阻而成;或由于产后经期气滞瘀凝,营卫失和而发;至若奔走暴急,负重远行,或醉饱房劳,生冷并进,致肠胃受伤,败血浊气壅遏,皆能致之。其因久积阴冷所成者,宜用温热之剂以温发之,《金匮》之用附子苡仁败酱散是也;其因内结热所成者,宜利之,《金匮》之用大黄汤是也;若气滞瘀凝者,宜用旋覆花葱绛汤。又薛立斋曰:脉迟紧者,未有脓也,宜牡丹皮汤下之,当有血下;脉洪数者,已有脓也,用薏苡仁汤排之;小腹疼痛,小便不利,脓壅滞也,用牡丹皮散主之;气血虚者,宜用八珍汤加黄芪、肉桂、丹皮、北五味敛而补之。古人治法,可以酌用。要知成脓后,外有头可刺者为顺;若外不可刺,而或从小便出脓者死。盖大小肠二痈,虽名为肠痈,大抵生于皮里膜外者多,故能在外出脓,是为易愈;若外无头者,必生于肠内,而肠皮甚薄,易于腐烂,此恶证也。彼大肠痈之从大便出脓者，以湿热内结，脐气通而顺势下趋，出尽秽浊，故可愈。至从脐内出脓者，大便必结而不通，邪从上泄，难以去尽，久则烂肠，故不治耳。而小肠痈之脓从小便出者，以其邪传入膀胱渗泄，或恐脐气不能宣达，而秽浊即未能循窍下行，因致正虚邪着，延久而毙者多矣。

辨小腹痈缓疽论

小腹痈，生于小腹皮里膜外。或因膏粱厚味，或因七情火郁，以致脾虚气滞而成，小儿乃惊积亏损所致。初起漫肿坚硬，肉色不变，数日后有热渐红者，属阳易治；无热不红者，属阴难治。此证不问初起、未溃、已溃，俱宜助胃壮气，而以行经活血之药佐之，如四君子汤加川芎、当归、白芷、枳壳之类，如误用克伐攻利凉药，败证必出；若其纯阴无阳者，宜十全大补加参、芪、姜、附以温发之；又有肿高焮赤作痛者，此属湿火，先用仙方活命饮，或化毒除湿汤；成脓后脉洪数者,用托里消毒散。

缓疽,生于少腹之旁,乃脾经气滞寒积而成。坚硬,不红不热,痛引腰腿,有数月不溃者;若寒热间作,饮食减少,渐致羸瘦,此属败证。治宜补养气血,温通经络,理中汤合四物汤主之。

辨肾俞发鹳口疽论

肾俞发者,即腰疽,生于两腰内肾陷肉之间,或生两腰中间,最为险候。盖肾为性命根本,藏精藏气藏神,又乃受命先天,育女育男育寿。此必房劳过度,气竭精伤,欲火销阴,外阳煽动,以致真阴从此而耗,既耗之后,其脏必虚,所以诸火诸邪,乘虚而入。其证初起令人口干,寒热大作,百节俱痛;如本脏稍有真阴制火,疮形自可高肿红活为脓,治以人参养营汤加山萸肉、北五味、知母、黄柏,及加减八味丸,以救其源。若疮形紫黑干枯,坚硬不作脓者,为真阴内败,再无可生之理,死在十五日前后。

鹳口疽,发于尾闾穴之高骨尖上,亦名尾闾发,《灵枢》名锐疽。此由三阴亏损,督脉之经浊气湿痰流结而成。初起形似鱼肚,久则突如鹳嘴,朝寒暮热,日轻夜重,溃后稀脓出而无禁,又或鲜血出而不停。凡发此者,壮年犹可,老者可危。初宜滋阴除湿汤和之;已成未溃者,和气养营汤托之;溃而不敛者,滋肾保元汤补之;久而成漏者,琥珀蜡矾丸、先天大造丸兼服甚妙。

辨肠风脏毒论

夫大肠之下血也,一曰肠风,一曰脏毒。肠风者,邪气外入,随感随见,所以色清而鲜;脏毒者,蓄积毒久而始见,所以色浊而黯。《经》云:阴络伤则血内溢而便血。人惟醉饱房劳,坐卧风湿,生冷停寒,酒面积热,使阴络受伤,脾胃虚损,外邪得而乘之,以致营血失道,渗入大肠而下,久则元气愈陷，湿热愈深，而变为脏毒矣。先便而后血者其来远，先血而后便者其来近。治法大要，先当解散脾胃风邪，热则败毒散，冷则不换金正气散加川芎、当归，后随其冷热治之。其或内伤阳气不足，下焦之阴无元阳以维之而下血者，宜补中益气汤、六君子及参苓白术散加芎、归、枳壳、地榆、槐花等。盖血气出于谷气，故必赖补中升阳，以胃药收功，胃气一回，血自循经络矣。

附：林氏谓：肠风者，本足阳明清气不能升发透达于四肢腠理之间，下陷于大肠，大肠之血脉亦随此气而虚陷，陷久则气血郁结而化为湿热，因此血随气滞，凡登圊①气陷火迫之时，其血先粪而至，至则清散不多。初起谓之肠风，盖因方中多用荆芥、防风、升麻诸风药，升举清阳之气，遂疑为外感之风也；即使是风，亦血热所化之风，岂外风能入于大肠也哉！至于

---

① 圊(qīng 青)：厕所。

脏毒者,因肠风日久,气血两虚,虚陷之气日甚,而大肠之湿热蕴积日深,手阳明大肠为积血之处,其势必随气下陷,从粪之前后而来,来虽不痛,而其色多黑黯成块,故有毒之名,而实无痔漏、肠痈脓血疼痛之毒也。若其病久远,气血愈亏,则脾胃之元气谅必先亏,不能统运周身血脉使之流行无碍,亦随陷于大肠,而成结阴便血之证。在下清气不举,便血而兼飧泄之病;在上浊气凝结,中满而兼喘嗽之恙;甚至肢体浮肿,胸膜胀闷而死。是证应分为三:轻曰肠风,甚则脏毒,重则结阴也。结阴者,阴气内结,不得外行,渗入肠间,乃寒湿生灾而阴邪之胜也。

附:冯鲁瞻曰:风寒暑湿热外邪所乘,皆可下血。盖风喜伤肝,肝伤则不能藏血,因致下血;醉后饮冷,寒饮内伤,血为寒凝,渗入大肠,因致下血;内外伤湿,湿伤凝胃,随气下流,故致下血;膏粱人厚味酒色,藜藿人劳役过度,以致热积下焦,故致下血;更有内伤阳气不足,阴无所摄,脾虚阳气下陷,不能统血,每致下血。初起之脉,或沉数有力,或弦数不清,久则芤数无力,或沉涩而弱;至结阴脾虚之脉,非芤涩,则虚搏。治法,初则宜于升阳清热,次则清补相兼、和血解毒;结阴则当升清利浊,兼于温补其血可也。

附:妇人崩中证丹溪曰:妇人崩中者,由脏腑伤损,冲任二脉血气俱虚故也。若劳动过极,脏腑俱伤,以致冲任气虚不能约制经血,故忽然而下,谓之崩中暴下。治宜大补气血之药举养脾胃,微加镇坠心火之剂以治其心,补阴泻阳,经自止矣。

辨脱肛痔漏论

夫脱肛之证,有因久痢久泻,脾肾气陷而脱者;有因中气虚寒,不能收摄而脱者;有因酒湿伤脾,色欲伤肾而脱者;有因肾气本虚,关门不固而脱者;有因湿热下坠而脱者。又肛门为大肠之使,大肠受寒受热，皆能脱肛。老人气血已衰，小儿气血未旺，皆易脱肛。《经》曰：陷者举之。徐之才曰：涩可去脱。皆治脱肛之法也。考叶天士先生治脱肛之证，不越乎升举、固摄、益气三法。如气虚下陷而脱者，宗东垣补中益气汤举陷为主；如肾虚不摄而脱者，宗仲景禹余粮石脂丸及熟地、五味、菟丝辈，固摄下焦阴气为主；如肝弱气陷，脾胃气虚下陷而脱者，用摄阴益气，兼以酸苦泄热为主；如老年阳气下陷，肾真不摄而脱者，又有鹿茸、阳起石、补骨脂、人参等提阳固气一法。观其案中所载诸条，亦云备矣，医者宜奉以为宗也。又汪切庵云：有气热血热而肛反挺出者，宜用芩、连、槐、柏及四物、升、柴之类苦味坚阴。然斯证虽多，但苦寒之味不可恃为常法耳。

痔疮者，肛门内外四旁忽生红瘰，先痒后疼，后成为痔。或因其人素有湿热，过食炙煿厚味，或因醉饱入房，筋脉横解，精气脱泄,热毒乘虚流注;或因淫极强固其精,以致木乘火势,而反侮金;或因担轻负重,竭力远行,气血纵横,经络交错;或因阴虚火炽;又妇人临产,用力过甚,血逆肛门,亦能致此。若破而不愈,则成漏矣。此证属肝、脾、肾三经。凡阴精亏损者难治,多成漏证;若肺与大肠二经风热、湿热者,热退自愈;若不守禁忌者,亦成漏证。至成漏后,有串臀者,有串阴者,有串肠者,有秽从疮口而出者,形虽不同,治颇相似。其初起时,肠头肿而成块者,湿热也;作痛者,风热也;大便燥结者,火也;溃而为脓者,热胜血也,当各推其所因而治之。凡遇焮痛便秘,小便不利者,宜清热凉血、润燥疏风;若气血虚而为寒凉伤损者,宜调养脾胃、滋补阴精;若大便秘涩,或作痛者,润燥除湿;肛门坠痛者,泻火导湿;下坠肿痛而痒者,祛风胜湿;小便涩滞肿痛者,清肝导湿,其成漏者,养元气、补阴精为主。大凡痔漏下血,服凉药不应者,必因中气虚不能摄血,非补中升阳之药不能愈也,切忌寒凉之剂。亦有伤湿热之食,或肠澼而下脓血者,宜苦寒之剂内疏之。凡痔漏脉弦绝涩者难治,滑大柔和者易治。《经》云:因而饱食,筋脉横解,肠澼为痔。其属肝脾肾明矣。若有患痔而兼疝,患疝而兼下疳,皆属肝肾不足之变证,但用黑地黄丸、益气汤,以滋化源为善;若专服寒凉治火者,无不致祸。凡痔疮溃久不愈,而成漏管者,若内服外洗,纯用苦寒,必致脾元日损,肌肉难生;若妄用刀针,药线系扎,铅丸悬坠,利剪割切,良肉受伤,反以致害;又或日将药纴插入拔出,致疮内四傍新肉磨成硬管,愈插愈深,遂成痼疾。此皆医之过也。

辨肛门痈脏头毒偷粪鼠论

盖肛门为足太阳膀胱经所主,足太阳会阳穴在肛门之旁。是经为湿热所聚之腑,此处生痈,每由于酒色中伤,湿浊不化,气不流行者多。其始发也,恶寒身热,绕肛而痛,焮红漫肿,大便坚结不通,小便亦艰。初宜清泄肺胃,如鲜生地、杏仁、槐米、地榆、芩、连、枳壳、芦根、蔗汁等类。若大便再不通行,即用凉膈散通腑,得大便一行,其湿毒随便而泄,或亦有不成脓者。如便通后其肿痛仍然不减,绕肛成脓者,为脏头毒;或左或右成脓者,为偷粪鼠;在两边出脓者,为肛门痈。投药宜用归尾、萆薢、槐米、苡仁、丹皮、山栀等,清理下焦湿热。此证溃脓后,自热退身凉痛止,倘或肝肾充足,气血和谐,即可于十日之内收口矣。如延久不敛,每多成漏,总以升药条提之。此疡虽有三名,其实总归湿热下注而结,用药治法俱同,故并而论之。

按治漏管,又有挂割之法,最能败事,但增痛损神,漏终不去。盖肉理阻隔而成管,若不渐渐入药腐脱拔去,焉能肌理沦浹①？如近时诸葛静山治法最妙，惜其人已故，其法失传。

辨臀痈骑马痈论

臀痈生于臀上胯下近大腿处，由太阳膀胱湿热流结，气血凝聚而成。形大如盘，肿阔盈尺，上覆其腰，下遮其胯。此为阴中之阴，务须宣热拔毒，大补气血，培养肾胃，滋补根源。如此庶血易聚而脓易作，毒易出而热可宣；不然，经时累月，肿仍如故，疼痛日深。是以中年之后，忧虑患此。唯一见虚弱，即与滋补，可保终吉；若妄以清凉败毒，内服外敷，则气血得寒益凝，毒气不得外发，反致内攻，多致不救。治法，如初起患上有头，红热坠重如石，口干发热者，此毒从五脏蓄积，宜内消沃雪汤通利积热，外敷如意金黄散，拔出瘀脓紫血，内兼托药自愈；如漫肿色白，脉虚弱者，此寒凝湿滞，气血两虚，宜与桂枝

---

① 沦浹（jiā 加）：清澈。

和营汤，兼服万灵丹发汗，溃后服八珍、十全收口。

骑马痈亦名骗马坠，生于肾囊之旁，大腿根里侧，股缝夹空中。由肝肾湿火结滞而成。此处乃至阴之下，医治不可过用寒凉之剂，又不可用刀针，如用只可针一二分，慎之慎之。初起以七味圣神汤治之甚妙。盖此毒乃乘虚而入，必大补其血，而佐以逐邪之品，则病去如失矣。余法与前同。

附：上马痈生于左臀之下褶纹中；下马痈生于右臀之下褶纹中；坐马痈生于尻骨略上。总由湿热凝结而成。

辨胎火胎毒及猴狲疳论

夫小儿之有胎火胎毒何也？或其父醉酒入房而得胎孕，或既孕之后房欲不禁，内蕴火毒，又或其母滋味过厚，愤怒无节，惊喜不时，火热燔灼，营血不清，儿在胎中吸饮秽浊。此皆先天受毒，致产后，或月内，或月余，其毒骤发，痛楚号泣，臀腿焮红紫晕，其肤碎裂，状如刮痧，或遍体焮赤，或口糜难乳，或咽肿音哑。若不急治，毒即内陷，腹满气逆，致成胎惊而毙者多矣。治以生大黄磨浓汁，调入西黄末，再以金银花、芦根、甘草、钩钩煎汤冲服，得大便泻后其火自退，毒气外泄，即可调理而愈。

如或臀肿掀烂，红赤无皮，或亦有掀赤遍体者，此即名猴狲疳。缘其父曾患下疳杨梅恶疾，服轻粉升药，遏抑毒气在内，故遗毒于胎元，须以猴疳化毒丹治之，四五十服可愈。设或晚治，毒气浸淫，亦必内陷，渐致形瘦神怯，音哑鼻塞，气逆腹满而不可救，慎之慎之。

辨小儿赤游丹游火论

赤游丹者，乃心火内郁，三焦风热乘之，故发于肌肤之表；风胜则树木皆摇，故令游走殊速。名之丹者，以应心火而色赤也。形如云片，上起风粟，作痒而痛，或发于手足，或发于头面胸背，令儿躁闷腹胀，发热，游走遍体，流行甚速，须急治之。自腹而流于四肢者易治，自四肢而归于腹者难疗。治宜凉心泻肝，如龙胆泻肝汤、犀角地黄汤之类；又当顺天时，若暑热以通圣辛凉之剂解之，严寒以升麻、葛根辛温之剂解之。外宜用磁锋砭去紫血，以泄其毒，再用精肉片贴之；或用鸡子清调乳香末涂之亦可。又有色白者，名白游风，其候流块作痒，大小不等，津水作烂，此感风湿而发，治以疏散渗湿为主。

游火者，或头面，或腿上，红赤肿热，流散无定，以碱水扫上，旋起白霜者是也。其色光亮，其热如火。治宜疏风清火，凉血解毒，外用白海蜇皮洗净拭干，包扎患处一伏时；揭开看，如蜇皮黄枯，即另换一张包裹，如此三四张，即消散矣。

辨囊痈悬痈论

囊痈者，阴囊痈肿。乃足厥阴肝经所主，由肝肾二经阴亏、湿热下注而成。初起肿痛，小便赤涩，当用龙胆泻肝汤清利解毒，或芩、连、黄柏、山栀、苡仁、木通、甘草、当归之类。若脓已成而小便不利者，是热毒壅闭也，先用托里消毒散，后用针以泄之；若脓已出而肿痛不减者，是热毒未解也，用清肝益营汤。此证由阴道亏、湿热不利所致，故除湿滋阴药不可缺。若溃后脓清或多，或敛迟者，须用十全大补汤加山萸、丹皮、泽泻以补益之；如虚而不补，少壮者多成痼疾，老弱者多致不起。又有脱囊，起时寒热交作，囊红晕肿，皮肤湿裂，隔日即黑，间日腐秽，不数日间其囊尽脱，睾丸外悬，势若险重，其实不妨。皆由湿热下流所致，掺以珍珠散，以白玉膏盖之，内服四苓或萆薢汤。又有一种水疝，肿痛而皮色光亮，无热无红，内有聚水，宜用针针之，引去水气则安，内服五苓等利湿之药。

悬痈生于肾囊之后，谷道之前，又名海底漏，最难收功。患此者，俱是极虚之人，由足三阴经亏损，湿热结聚而发。初生状如莲子，日久渐如桃李，赤肿掀痛，溃后轻则成漏，重则气血沥尽，变为痨瘵者多矣。治法：初起肿痛而小便赤涩者，肝经湿热也，龙胆泻肝汤主之；若掀肿发热者，清肝解毒，小柴胡去半夏、人参，加车前、黄柏、芎、归、甘草；已溃者，用八珍汤加制甘草、柴胡梢、酒炒黄柏、知母，切不可过用寒凉损伤胃气；惟制甘草一药，名国老散，不损血气，不动脏腑，其功甚捷，最宜用之。

辨附骨疽附骨痰肾俞虚痰论

附骨疽者，俗呼为贴骨痈，生于大腿外侧骨上，此阴寒之证也。凡人环跳穴足少阳穴名处无故酸痛，久而不愈者，便是此证之兆。盖由元气素亏,风邪寒湿乘虚入里,络脉被阻失和,致血凝气滞而发。始时臀腿间筋骨酸疼,甚者曲伸不能转侧,不红不热,皮毛不变,身体乍寒乍热,而不能作汗,积日累月,渐觉微微肿起,阴变为阳,寒化为热,热甚则腐肉为脓,此疽已成也。谓之附骨者,以其毒气深沉附着于骨也。肾主骨,肾经阳和之气不足,故肾部隧道骨缝之间气不宣行,而阴寒之邪得深袭伏结,而阴血凝滞,内郁湿热,为溃为脓。古人有用附子者,以温补肾气,而又能行药力、散寒邪也。大略此证初起治法,宜用温经通络、宣达阳和、渗湿补虚为主;若脉见滑数,按之软熟,脓已成也,速宜开之,毋使久留延漫,否则全腿俱溃矣。至出脓之后,须温养气血、扶胃和营,方能速愈,切不可用寒凉外敷、内服,贻害非小。

附骨痰者,亦生于大腿之侧骨上,为纯阴无阳之证。小儿三岁五岁时,先天不足，三阴亏损，又或因有所伤，致使气不得升，血不得行，凝滞经络，隐隐彻痛，遂发此疡。初起或三日一寒热，或五日一寒热，形容瘦损，腿足难以屈伸，有时疼痛，有时不痛，骨酸漫肿，朝轻暮重，久则渐渐微软，似乎有脓，及刺破后，脓水清稀，或有豆腐花块随之而出，肿仍不消，元气日衰，身体缩小，而显鸡胸鳖背之象，唇舌干焦，二便枯秘，或脾败便泄，饮食少纳，渐成童痨而毙。又大人亦有之，男则系房劳不禁，色欲过度，肾水干涸而生；女则由真阴不足，经枯血闭而发。起时腰痛足软，腿膝酸楚，渐渐腿股肿胀，又名股阴疽；久则成脓，或腰间肾俞穴肿硬色白，即名肾俞虚痰。二证溃脓后，皆不能收功。

辨流注腿痈阴阳虚实异证同治论

夫流注腿痈，证虽殊而治则一，要在辨其阴阳，明其虚实而已。若因于风寒客热，或暑湿交蒸，内不得入于脏腑，外不能越于皮毛,行于营卫之间,阻于肌肉之内,或发于周身数处而为流注,有生于四肢关节者,有生于胸腹腰臀者。或发于腿上而为腿痈,此属实邪阳证。初起憎寒壮热,或微恶寒发热,遍身骨节疼痛,其肿处渐渐加大,斯时宜以发散透解,或亦可以消散;如身热无汗,即能成脓。大抵阳证流注出脓,即似伤寒之出汗。其色虽白,不可认作阴证虚证。流注腿痈,大率皆色白。或亦有根盘白而顶微红者,此必脓已成,流注腿痈成功,即顶色白而脉见滑数,按之软熟,其脓已成。即欲开之,以泄其邪,邪泄后方得热退身凉,而元气自然来复,脾胃亦醒,饮食有加,数日间气血充盈,即能收口矣。其有体虚之人,元气不足,或因郁结伤脾,暴怒伤肝,气凝血滞,或湿气逆于肉腠①,或寒邪入于筋络,或湿痰阻于经隧,或瘀血注于关节,又或病后余邪发散未尽,种种病由,皆因真气不

---

① 腠:原作"凑",诸本同,据文义改。

能运行，使邪气壅滞而为患也。其发为流注也，或结块，或漫肿，或一或三或五或七，流注总是仄数。此犹未穿，彼又肿起，外候则恶寒发热，饮食减少，脉来细弱。此必培其脾胃，祛其寒湿，调其营血，脾胃健则血自生，而气自运行，岂可不固其本根，妄用寒凉克伐之剂，而蹈虚虚之戒哉！其发为腿痈也，则漫肿无头，皮色不变，乍寒乍热，时痛时酸，筋屈不伸，不能转动。苟非大补气血，温经通络，何以能使之消散？更何以使之速起速溃、易敛易愈也？此虚证属阴之治法，异证同揆，唯贵学者审察而明辨之耳。

阳证流注腿痈，必欲辨明风寒暑热，客于何部经络，总以发表和营，如正旺邪实，宜万消化坚丸攻透，方能无脓即消，有脓即溃，屡用屡验，切勿以药味峻猛而避之。如溃脓后，急欲调和脾胃，若久不敛口者，方可补托。如阴寒着骨而发，足不能伸舒，或身不能转动，必须用阳和汤温经通络。溃后调治与前同。

辨大腿痈阴包毒论

大腿痈之证,发于内侧者属肝脾二经,发于外侧者属胆胃二经。或由于湿热不化,留滞经络,阻其气血而成;或由于风寒湿外邪侵袭,壅遏不行而结。须辨其色之赤白,审其证之阴阳,然后施治。势焮肿痛者,属湿热,宜清利解毒;平陷坚硬,色不变者,为阴邪凝结,宜疏散温发;脓溃后均宜补托。

阴包毒,生于大腿内阴包穴,是足厥阴肝经风热之毒,兼挟湿浊而成。肿高而硬,又名肫疽。俗言此疽坚硬无脓,殊不知内脓已成,一时不能透出皮肤,须用内托方溃脓,急即针之;宜服荆防败毒散,或黄芪柴胡汤,此汤治腿内近股痈疽,大有神效。

辨鹤膝风人面疮论

鹤膝风者,以膝肿而腑腿枯细,如鹤膝之形而名之也。此证有二:有发之暴者为水鹤膝,有发之缓者为旱鹤膝。凡人骤感风寒暑湿,膝中即觉疼痛,三五日后腿足不得屈伸,寒热间作,膝之内外皆肿,色微红,焮热光亮,股形渐觉细小,此实邪也,为轻证。若通其经络,祛其湿热,散其风寒,无难平复而愈。若发之缓者,由足三阴经亏损,风寒湿之邪乘虚而入,血脉阻滞,不得流行,注膝成病。下股之血脉,有去而无返,是以愈瘦愈冷而筋愈缩;上腿之血脉,有积而无散,是以愈肿愈热而肌愈削。此证与附骨疽俱系肾虚所致。盖肾主骨,而臀以下俱属肾,真气衰弱,邪气得以深袭,经久不消,极阴生阳,寒化为热而后溃也。若误用寒凉,必成废疾,或挛曲偏枯,或痿弱不起,或坚硬如石为石疽,或日久始溃、皮肉俱腐为缓疽。必当以桂、附治之，以下部道远，非此不能下达，又非此不能入肾经而宣行也。又小儿鹤膝风，如色红焮肿，朝轻暮重，寒热交作者，先以羚羊角散加黄柏、苍术，或独活寄生汤，先去其湿火，然后温补。若肿硬色白不作脓者，因禀受肾虚，血气不充而成，宜以六味丸加鹿茸，或虎潜丸补其精血；仍须调补脾胃，以助生化之源。

人面疮者，即鹤膝风破烂所成，以膝有盖骨似额，下两旁有眼，中有高骨似鼻，穿溃腐坏，宛如人面之形，故名；非真有生出疮形如人之面。前人谓与之肉且能食，有是理乎？要之，此证冷毒入于骨髓，但有白浆流出，元气消乏，肌肉已死，不能化脓生新，虽有仙术，亦不能为之收功矣。

辨膝盖痈疵疽论

膝盖痈，生于膝盖，色红焮肿疼痛，属湿火，为气血实。疵疽亦生在膝盖，肿大如痈，其色不变，寒热往来，属寒凝湿滞，为气血虚,和软为顺,坚硬如石者逆。《经》云:肉之小会为溪。溪者,二肘、二膝、四腕也。凡脾病在溪;肾有邪,其气留于两膝;凡筋病皆属于节,筋乃肝之余,故又属肝。是以溪会有病,皆从脾肾肝三经邪气乘之也。倘两膝俱生,即属败证,不治。治法:湿热者,宜清利解毒,萆薢化毒汤主之;寒湿者,宜温散和营通络,桂枝和营汤主之。

辨委中毒膝眼毒论

委中毒,生于膝弯内委中穴,_{穴在膝后腘中央褶纹陷中。}属膀胱经。《经》曰:腘中毒,由胆经积热流入膀胱,壅遏不行而成。夫膀胱为聚湿之所,热入混淆,注于络脉生痈,则莫非湿热凝结为患?初起木硬肿痛微红,屈伸艰难,故又名曲𬶍,寒热不退则成脓矣。治宜清湿热、活血化瘀、舒筋散邪,若不速治,恐筋缩,遂成废疾。

膝眼毒,生于膝盖骨下两旁膝眼中,

又名托疽。外侧者属足少阳胆经,内侧者属足太阴脾经。初起必先膝眼酸痛,后乃焮肿作痛成脓。系湿火注聚而成者多,亦有肾经感受风邪,寒湿相侵而受者。其寒湿、湿火之别,一则形高肿而色赤,一则形微肿而色白。必细认清楚,然后施治,始无差误。

辨鱼肚毒腓腨疽黄鳅痈论

鱼肚毒,生于小腿肚上,属足少阴与足太阳二经。初起憎寒壮热烦躁,结肿掀痛。皆由肾经素亏,膀胱湿热下注而成。宜服清利湿热、凉血和营之剂;成脓后即宜刺破,勿使毒气蔓延,致久难收口;虚则以补剂托之。

如小腿肚漫肿坚硬下塌,紫暗胻① 痛者,即名腓腨疽。穿溃后,出稠脓兼血者为顺,出清水者为凶。初服仙方活命饮,或萆薢化毒汤;溃后宜八珍汤、十全大补

---

① 胻(xíng 性):肿痛。

之属补其气血。

黄鳅痈,生于小腿肚里侧,又名胫阴疽。由肝脾二经湿热凝结而成。微红微肿,坚硬如石,三四寸许,痛楚难禁。如期溃出稠脓者吉,如溃流污水败酱者凶。治同痈疽。

辨跗阴疽接骨发论

跗阴疽,生内踝上三寸。初生小泡,疼痛日增,坚硬赤肿,渐如鸡卵,破流血水。系三阴交会湿热积聚而成。治同痈疽。但三阴交系纯阴之穴,收敛迟缓,调理不可不慎。

接骨发,生于小腿肚之下、胫骨与足后跟骨相接处,故名之。此属膀胱经湿热凝结而成。初如核桃,坚硬漫肿,色红急胀微疼。脓宜速溃,迟则脓毒损筋,筋脉既伤,腿缺踵行。踵行者,不能全足踏地,惟恃足趾着力而行也。治同痈疽。

辨外踝疽内踝疽论附:穿拐痰、驴眼毒外踝疽,即脚拐毒,俗名穿拐毒。属足三阳经脉络也。由湿热下注、血凝气滞而成。初起外踝掀肿,疼痛彻骨,举动艰难,寒热往来。如有红晕者,宜服荆防败毒散加牛膝,脓熟针之,后兼用托补法。若其皮色不变而漫肿无头者,此名穿拐痰,由三阴亏损,寒湿注聚阻络所致;幼儿因先后天不足而发。初起宜温通,溃后宜补托。第此证属虚,每难速效。

内踝疽,生两足内踝近腕之处,足三阴经脉络也。有由湿热下注而成者,亦有由寒湿凝聚而成者。证形同前,治法亦可通用。其有肿甚,串及外踝,后俱穿溃腐烂如臁疮,四围紫黑,时流毒水,或淌臭脓,名曰驴眼毒,俗名夹棍疮也。由脾经湿毒流滞而成,亦有碰伤或毒蚊虼蚤咬伤而起者,最难收功。掺以珍珠散,贴以白玉膏,内服草薢化毒汤,或五苓、四妙等。

辨足跟疽厉痈论

足跟疽,生于足跟骨下。由脏腑积热,或汗足涉水,远行伤筋而成。初起赤肿疼痛,脓成有头可刺,出黄白色脓者,易治;若初起便破,黑色而烂者,难治。此处属足太阳膀胱经申脉穴,乃阳跷发源之所,肾经所过之地,疮口久溃不合,阳跷脉气不能冲发,肾气由此而泄,以致患者益虚,恐遂成终身之疾。初宜用隔蒜灸法,内服仙方活命饮加肉桂、牛膝,溃后宜补中益气汤、人参养营汤、桂附地黄丸随证滋补治之。又名兔啮疮者,盖猎人被兔咬脚跟成疮,久而不敛,必气血沥尽而死。若人脚跟患此,亦非易愈,故名兔啮也。

厉痈,发于足旁小指之侧。由足三阴经亏损为疽者重,若兼足三阳经湿热下注而成痈者轻。如红肿疼痛,溃后有脓腐脱,无黑气侵漫,属湿热偏胜,易治;若微红微肿,溃出脓水,属阴气凝结,不能化脓，险证难治；若黑暗漫肿，痛甚而不溃脓，烦热作渴，小水淋漓，为阴败恶证。治宜隔蒜灸之；投以十全大补汤，或补中益气汤、八味丸之属，或可收功。若妄用苦寒克伐之剂，多致不救。

辨脚发背脱疽论

脚发背，一名足跗发。《经》云：三背不宜生疮。惟足背多筋少骨，肉少皮薄，又在至阴之下，发疮疽者升发迟慢，所以为险候也。其证或由于足三阴精血亏损，或由于足三阳湿热下注而生。若初起寒热作呕，坚硬红肿，疼痛作脓者，属湿热，为可治；又或有因物擂伤，初起一粒，渐渐加大，寒热交作，日重一日，而成斯证者，亦因湿火之盛而然。必俟热退，肿势方收止而渐消，此与烂皮乳痈相似，掺以珍珠散，贴以白玉膏可愈。若色微赤微肿而脓清者，属精血亏损，为难治；若黑暗不肿痛，不溃脓，烦热作渴，小便淋漓者，阴败未传,恶证也,为不治。治法:湿热下注者,先用隔蒜灸;内服活命饮以解壅毒,次用托里消毒散;溃后服益气汤、六味丸以补精气。若色暗不痛者,着肉用桑枝灸,以行壅滞、助阳气,更用十全大补汤、八味丸,以壮脾土、滋化源,多有复生者。若专治其疮,复伤生气,吾未见其生者。

脱疽者,足趾生疔,重者溃而紫黑,不疼不痒,久则脱去其节,故名之。亦有患于手指者,名曰蛀节疔,重者腐去本节,轻者痉挛。此由膏粱厚味,醇酒炙煿,积毒所致;或因房术涩精,丹石补药,销烁肾水,房劳过度,气竭精枯而成。有先渴而后患者,有先患而后渴者,皆肾水亏涸,不能制火也。此证形势虽小,其恶甚大。初起如粟,黄泡一点,皮色紫暗,如煮熟红枣,黑气漫延,腐烂渐开,五指相染,甚至脚面疼如汤泼火燃,秽臭难闻,遂成五败之证,血死心败,皮死肺败,筋死肝败,肉死脾败,骨死肾败。而不可救。凡遇此证，乘其未及延散，须用隔蒜灸之，不痛者宜明灸之，庶得少杀其毒。盖用药攻，则患在偏僻之处，气血罕到，药难导达；况攻毒之剂，必先伤脾胃，反损元气，不若灸法为良也。孙真人云：在肉则割，在指则截。毒之重者，古人原有割截之法，然每为病家之所忌，未可轻言；况证之首尾，吉凶变驳难定，岂可不顾前虑后，而妄施之乎？至于用药之法，若色赤肿痛者，元气虚而湿热壅甚也，即用活命饮、托里散之属，以解其毒；仍速用补剂，如十全大补汤、加减八味丸，则毒气不致上侵，元气不致亏损，庶可保生。如作渴者，宜滋阴降火。若色黑，不疼痛，不溃脓者，则不可救。

诸方书论脱疽，单生于足大指；而别指生者，则名敦疽。谓敦疽易治，脱疽难治，以脱疽之指属阴经也。学者宜详审之。足大指属足太阴。

辨涌泉疽足底疔论

涌泉疽肾经穴位，在足心。生于足心，又名井泉疽，俗名病穿板，又名穿窟天蛇。属少阴肾经虚损，湿热下注而成。若高突焮肿，过候即溃脓者，毒浅易愈；若或麻或痒，黑陷不痛，二十一日之内不溃脓者，属阴败之证，毒深难救。治宜隔蒜灸之，或用神灯照法，内服除湿解毒之剂；若虚甚脓迟，则进十全大补汤，溃后与八味地黄汤、补中益气汤等以滋化源。切不可过用攻伐之剂，致伤脾胃，使元气愈虚，多致不救。

足底生疔，初起如小疮或小泡，根脚坚硬，四围焮肿，或疼痛，或麻木，令人憎寒头痛发热，或呕吐恶心，烦躁闷乱。此由肥甘过度，不慎房酒，以致邪毒蕴结而成。《经》曰：膏粱之变，足生大疔。此之谓也。凡患此者，多有红丝至脐，须看明，急用针于血丝尽处挑破之，使出恶血；亦用隔蒜灸法,痛则灸至不痛,不痛者灸至痛,若灸而不痛,针疔四边,皆令血出,以夺命丹一粒,入疮头孔内,以膏药盖之;内服解毒之剂,或荆防败毒散、活命饮,兼托里补药。若头突如水晶样者,即用刀点之,盖以升膏。又或初起黄泡,止有硬块,不甚痛赤者,为水疔,亦宜当头刺破,以升膏盖之。凡脚底生疔,若有老皮之处,宜去之,否则其头难出。

辨漏蹄风驴眼疽论

夫漏蹄风之发也,其源有二:一由醇酒炙煿,肝肾阴亏,络道空虚,湿热下注而生;一由于贫苦乡人,劳力伤营,气血失和而发。其疮起于足底皮厚处,初则皮坚肿突,隐隐作痛,时痛时止,或一月或二月后渐渐穿破,但有滓水而无脓血,久则皮烂,其口如钱大,其肉凹进,色如鸡肝,艰于任地。用珍珠散掺之,以白玉膏盖贴,服萆薢渗湿汤,兼服知柏八味丸。须饮食安养,必拖延岁月,方可收功。其或成脓者,为驴眼疽,属阴亏血热,湿热注络不化,较漏蹄稍为易于收敛,然亦要加谨调治,外以升膏盖贴,服药如前。

辨历节风漏肩风论

《金匮》①云:风寒湿三气杂至,合而成痹也。其风气胜者为行痹,寒气胜者为痛痹,湿气胜者为着痹。《经》云:风胜则动,热胜则肿。想因寒湿阻络,化火蒸热,营卫失和,遍体节骱②酸楚掣痛,而为历节风痹。起时寒热,或先发于手,或先发于足,或遍体皆发;或发一骱漫肿,至七日始退,再发一骱,或止发于一处。总以湿热轻重之分。如发于气分者,其色白;发于血分者,其色红。用药以透表燥湿解肌,俟热减肿退,再以和营通络。有数月

---

①《金匮》:按下文所引实出《素问·痹论》,此误。

②骱(jiè介):骨节间相衔接处。

不愈者,以邪去营亏,当用补益。

漏肩风,肩髃酸楚,或疼痛漫肿。亦因风寒湿阻络而发。用药与前证同。

卷下

杨梅疮结毒总论

杨梅疮者，实名洋霉疮，又名时疮，又名棉子疮。总由湿热邪火所化。若疮毒传染气化者轻，此肺脾二经受毒，其疮先见于上部，皮肤作痒，筋骨不疼，其形小而且干，坚实凸起，有似棉子，故有棉子之名。此毒在皮肤，未经入络，治宜发散解毒，如防风通圣散、麻黄一剂饮俱可。若淫女媾精，精化欲染者重，乃肝肾受毒，或先发下疳，或先患鱼口，然后始生此疮，先从下部见之，渐至遍身，大而且硬，湿而后烂，筋骨多疼，小便涩淋，此证最重。因其毒气内入骨髓，外达皮毛，若非汗下兼行，何以洗濯其脏腑乎？斯时即宜用鸡子大黄丸或九龙丹等泻之，使毒浊从来路而出,是为正治;切不可用轻粉、升丹等药遏之。梅疮一服轻粉,其毒入筋骨,如油入面,莫之能解,积久外攻,势必至结毒溃烂,见诸恶证,每难措手,甚有为害一身,而并殃及妻儿者,皆轻粉、升丹过药之贻患也。大抵世之治杨梅疮者,其法有四:有遏抑其毒而不令其出者;有重用行药而行去其毒者;有用升发之剂而发出其毒者;有用解托之剂而败去其毒者。四者之中,升发解托,虽未能使毒一时尽出,必久而取效,然施之可以无弊;至于遏抑内收,贻害匪浅,固不可用矣;即重用行药,每致大伤元气,医者岂可不审虚实而轻用之乎?若其人疮发已久,气血已虚,毒犹未退,此即不可泻,宜施解毒托散之法,要在临证变通可也。外此,又有熏条、擦药、哈吸等法,亦非善道,宜屏①去之。至如掺药收口,必俟其人筋骨不疼,疮根淡白,内毒已散,方可用之,否则敛早,遗毒亦不能

---

① 屏(bǐng 饼):亦作"摒",弃,除去。

无后患也。

乃若结毒之证,其初起也,必先筋骨疼痛,渐渐肿起,发无定所,随处可生。发在关节,则损伤筋骨,纵愈,曲直不便;发于口鼻,崩梁缺唇,虽痊,形必破相;发于咽喉,更变声音;发于手足,妨于行动;入于巅顶,头疼欲破,两眼胀痛。其疮起处,色紫而黑,穿溃后黄脓泛滥,污水淋漓,臭腐不堪,口内凹进凸出,如湖石之状。皆由毒气遏郁,沉伏骨髓,外攻使然。考之疡科书中,所载调治之方,计以百数,然大概仍不越乎泻与遏两端,内惟仙遗粮汤,金蝉脱甲酒,虚弱者芎归二术汤,年久者五宝丹,不敛者十全大补汤,用土茯苓煎服,数方可用;近今有十味淡斋方,最为灵效,其药品纯粹,不独愈其患,亦能尽解余韵之毒,永不再发也。

辨下疳论

下疳生于前阴,一名妒精疮,属肝经

湿热下注而成。其来有三：有由欲念萌而未遂，未经发泄，而邪火遏郁，败精浊血留滞经隧，结而为肿者；有因交合不洁，以致淫毒传袭而发者；有由房术热药，涂沫洗搽，使精久不泄，邪火煽动，瘀滞而生者。皆由蕴毒所致。初起或先小便淋涩溺痛，次流黄浊败精，遂阴茎痒痛，坚硬紫胀，渐渐破损，渐渐腐烂，脓水淋漓，其臭腥臊，以肝性臊也；亦有先皮肿光亮如水晶，破流毒水，肿痛日生，麻痒时发者。治法当以疏利肝肾火邪，除湿解毒为主，若清肝导滞汤、龙胆泻肝汤、黄连解毒汤、草薢汤、芦荟丸之类，随宜酌用；外掺珍珠散、五宝丹。盖此证形异名殊，轻重不一。生于马口者，名下疳；生玉茎上者，名蛀疳；茎上生疮，外皮肿胀包裹者，名袖口疳；龟头外肿如瘤者，名鸡嗉疳；疳久而腐烂偏卸者，名蜡烛疳；又有臊疳、杨梅疳、旋根疳诸种。要之，无外因而病者，不过去其湿热，或滋其真阴，湿热既清，其疮自愈，无足虑也。惟感触淫邪，毒自少阴直入精宫而发者，不易愈。即治如前法，犹必令患者食淡、戒房事，若能守禁，则服药自然有效，一月收功者，只消半月而愈矣。

辨肾岩翻花绝证论

夫肾岩翻花者，俗名翻花下疳。此非由交合不洁，触染淫秽而生。由其人肝肾素亏，或又郁虑忧思，相火内灼，水不涵木，肝经血燥，而络脉空虚，久之损者愈损，阴精消涸，火邪郁结，遂逆疾于肝肾部分。初起马口之内，生肉一粒，如坚肉之状，坚硬而痒，即有脂水。延至一二年，或五六载时，觉疼痛应心，玉茎渐渐肿胀，其马口之竖肉处翻花若榴子样，此肾岩已成也。渐至龟头破烂，凸出凹进，痛楚难胜，甚或鲜血流注，斯时必脾胃衰弱，饮食不思，即食亦无味，形神困惫；或血流至两三次，则玉茎尽为烂去；如精液不能灌输，即溘然①而毙矣。此证初觉时，须用大补阴丸或知柏八味，兼用八珍、十全大补之属，其病者再能怡养保摄，可以冀其久延岁月。若至成功后，百无一生，必非药力之所能为矣。此与舌疳、失营、乳岩为四大绝证，犹内科中有风、痨、臌、膈，不可不知。

辨鱼口便毒论

鱼口、便毒，生于小腹下两腿合缝之间，左为鱼口，右为便毒，属厥阴肝经。此证得之奔走劳役，湿热下注者少；惟交感不洁，遭淫毒而患者为最多。每每先起下疳，下疳未已，便毒继之，此湿热秽毒之为患也。亦有强力入房，忍精不泄，或意念不遂，以致败精搏血，留聚精隧，壅遏而成者，临证当细为审辨。治法惟宜开郁散气、清利湿热，而毒邪之证，先宜发汗，次利小便，使毒从肤腠而出，或从小便而泄；

---

① 溘（kè嗑）然：忽然。

发汗利便不应者,乃以破毒活血调气之剂攻之,俟毒气宣通,随以补剂托之,此定法也。凡妇人患此者,多在两掏①肿痛,或腹中结块,小腹痞闷,上攻两胁,小便涩滞,憎寒壮热。多由肝经湿热下注,或郁怒伤损肝脾所致。宜用龙胆泻肝汤、加味逍遥散之属,不可概投散血攻毒之剂。又小儿亦有此证,总由肝经热毒,治宜泻肝,再视血分毒气为之斟酌。

辨痘毒总论

夫痘者,系先天之毒所发;而痘毒者,是毒发未尽,而复结为痈也。人之有生,受气于父,成形于母,当父母媾精之时,惟恃一点真元之火,相为凝结,是胎元之初成,即胎毒之蕴蓄,故名之曰胎毒。此毒潜伏命门,至受生以后,有触即发,无触则

---

①掏:尽心堂本、日升山房本同,文瑞楼本作"拗"。二字均与文义不相合,疑为"构"字之误,"构"与"媾"通,指交媾之处。

不发，故其发有迟速，有数月而即发者，有数岁而始发者，更有十余岁而后发者。当其未发时，形气俱泯，无可端倪，若未燧之火，何处寻觅，又何可解释？及其有触而发，则勃然不可御。盖其毒气动于命门，发自五脏，实动五脏真气，斯时全赖血气送毒外出，运化之而成浆，收结之而成痂，而后其毒始尽，脏腑可安。若或血气衰弱，浆水不足，不能尽送毒气外出，虽痘疮已愈，而遗毒之未尽者，不免结为痈疡，而痘毒生焉已。然痘毒之生也，发于时痘后者轻，发于种痘后者重。何则？时痘感时行之邪，触动胎元之毒而发，故其为痘证也重，而毒能尽泄，痘后即或生疡，不过痘、痈、疔、疖而已。至种痘，则外无天行时邪，只借些微痘苗之气，以引胎元之毒，故其为痘证也轻，痘出之后，余毒未能尽泄，而发为痘毒，纯是先天火邪所结，所以溃脓腐烂，未能速愈也。且余毒必发于节骱，盖以痘未结痂，火毒未泄，走入络中，故或发于肘腕,或生于膝胫,起则漫肿,寒热潮热,烦躁口干,成脓、溃后,若小儿先天禀足,气实壮强者,即可数日收功;其或正亏,余毒攻络者,即名气虚毒滞,穿溃后每难收口。总须胃强脾旺,气血充盈,始可无妨;如体怯少纳,或脾泄便溏,或潮热不退,即成损怯矣。要知此疡起时,若焮红漫肿,寒热交作者,当从实证治,宜清火解毒。起时如色白漫肿,缓于成功作脓者,当以虚证治,即用补托。如溃后不收敛者,当以虚痨治;若止用清火解毒之剂,使脾胃受戕,乳食不贪,微热不退,致成损怯而毙者多矣。此不可不辨也。

辨诸疮总论

夫恶疮,诸痛痒疮,皆属于心;诸湿肿满,皆属于脾。心主血,脾主肉,血热而肉湿,湿热相合,浸淫不休,溃败肌肤,而诸疮生矣。然有辨焉,如疥癣隐疹之属,怫郁气血,在皮肤腠理间者,可以表而散,

《内经》有谓汗之则疮已是矣。若怫郁气血在肌肉之分，外达皮肤，作寒热而生脓者，或七情所招，或膏粱之变，皆宜解内热，不宜发汗，仲景所谓疮家不可发汗，汗出则痉者是矣。一疮而有宜汗不宜汗之戒，盖热有浅深表里故也。故疮在皮肤，则当因其轻而扬之，汗之浴之；外以杀虫润燥，皆解凝结涎沫之药敷之。疮之在肌肉，则当因其重而减之，泻经络之热，清凉气血；外以化脓生肌膏贴之。疮在头巅，则当射而取之，须酒制寒凉剂，更以风药升而上之；外以杀虫解热药敷之。明此三者，其于治疮，思过半矣。

辨臁疮血风疮论

臁疮者，生于两臁，初起发肿，久而腐溃，或浸淫瘙痒，破而脓水淋漓。乃风热湿毒相聚而成，或因饮食起居，亏损肝肾，阴火下流，外邪相搏而致。外臁属三阳经湿热，易治；内臁属三阴经湿兼血分虚热，难治。蒋示吉谓：色红者多热，肿者多湿，痒者多风，痛者属实，早宽而暮肿者属气虚下陷。初起者，风热湿毒为多；日久者，下陷湿热为胜。初宜用独活、防己、黄柏、苍术、草薢、牛膝、归尾、苡仁、丹皮、赤芍、银花、黑栀、猪苓、泽泻等，又二妙丸、四妙丸之类。若脾虚湿热下注，则用补中益气，或八珍汤加草薢、银花之属；外用夹纸膏贴之。

血风疮，多生在两小腿里外臁，上至膝，下至踝骨，乃风热、湿热、血热交感而成。初起瘙痒无度，破流滋水，日渐沿开，形同针眼。宜服四物汤加防己、草薢、丹皮、苡仁、黄柏、银花等；外搽解毒雄黄散，或如意金黄散，俱可。如年久紫黑坚硬，气血不行者，用磁锋砭去恶血，以解郁毒，然后敷药。

辨天疱疮翻花疮论

天疱疮者，形如水泡，皮薄而泽，或生

头面，或生遍身。由天行少阳相火为病，故名天疱。为风热客于皮肤间，外不得泄，沸热血液，结而成泡。宜清热凉血，热解则愈。如兼表邪而发热脉数者，宜荆防败毒散；如火盛者，或加芩、连、连翘、金银花、元参之属；如焮肿疼痛，脉数便结者，此表里俱实也，宜防风通圣散双解之；如外多毒水，以金黄散敷之，或以石珍散掺之，无有不愈。

翻花疮者，由疮疡溃后，肝火血燥生风所致。或疮口胬肉突出如菌，大小不同，或出如蛇头，长短不一，揩损每流鲜血，久亦虚人。治法当滋肝养血，如栀子清肝汤是也。外涂藜芦膏，景岳方。胬肉自人，须候元气渐复，脓毒将尽，涂之有效，不然虽人而复溃，若误用刀针、蚀药、火灸，其势益甚，或出血不止，必致寒热呕吐等证，须大补脾胃为善。

辨脓窠疮黄水疮论

脓窠疮者，大如黄豆，黄脓起泡，痛甚。起时先从水泡作痒，后变脓泡。乃肺经有热，脾经有湿，二气交感而成。治当清热散风、凉血除湿，如四妙汤加防风、荆芥，或凉血消风散；外搽普济丹，或蛇床子散，或一扫光。若不痒而痛者，以生大黄二两，生石膏一两，研末，麻油调搽，兼戒口味，自愈。

黄水疮者，头面耳项忽生黄泡，破流脂水，顷刻沿开，多生痛痒。此因日晒风吹，热毒郁于皮毛，暴感湿热，或内餐湿热之物，致风动火生而发。当内服祛风凉血清热之药，外以汤洗之，用蛤粉散搽之。有用雄猪胆一个，入黄柏一两浸，焙干为末，掺之，或用井花水调搽，殊妙。

辨疥疮痤痱疮论

夫疥有五种：干疥、湿疥、虫疥、砂疥、

脓疥。如肺金燥盛，则生干疥，瘙痒皮枯，而起白屑；脾经湿盛，则生湿疥，礌肿作痛，破泄黄水，甚流黑汁；肝经风盛，则生虫疥，瘙痒彻骨，挠不知痛；心血凝滞，则生砂疥，形如细砂，焮赤痒痛，抓之有水；肾经湿盛，则生脓窠疥，形如豆粒，便利作痒，脓清淡白，或脾经湿盛亦生之，但顶含稠脓，痒痛相兼为异。皆有小虫，染人最易。切忌热汤浸洗图快一时，殊不知热毒攻里，虫愈深入，虽有良方，何能刻日奏效？患者戒之。兼忌一切发物海鲜。治法，内服疥灵丹，或消风散；外搽绣球丸，或一扫光，俱可。

痤痱疮者，俗名坐板疮。生于两股，密如撒粟，尖如芒刺，痒痛非常，浑身毛刺，甚者皮损粘衣。此由脾经湿热湿毒郁久而成，或有因久坐卑湿之地，或坐烈日石上，酿成湿热，亦能致之。此处乃至阴之所，血亦罕来，药力少至，当用外治，法以苦参汤洗之，掺以鹅黄散。

辨白秃疮肥疮论

白秃疮者，俗名癞痢疮。乃足太阳膀胱、督脉二经受湿热，生虫作痒，疮痂高堆是也。风袭则起白屑，热甚则秃，久则伤孔而不生发。治当消风除湿、杀虫止痒、养血。

肥疮生于头顶，乃脏腑不和之气上冲，血热之毒上注。小儿阴气未足，阳火有余，故最多犯之。宜内服荆芥、防风、连翘、天花粉、贝母、元参、赤芍、生地、牛蒡子等，清热解毒、凉血和血；俟毒气少解，方外用药以涂之，切不可骤加寒凉涂遏，以致热毒内攻不救，盖小儿脏腑娇嫩，易入难出也。

辨湿毒疮肾脏风疮论

湿毒疮生于足胫之间，状如牛眼，或紫或黑，脓水淋漓，止处即溃烂，久而不敛。此因脾胃亏损，湿热下注，以致肌肉不仁而成；又或因暴风疾雨，寒湿暑热侵入肌肤所致。在外属足太阳、少阳经，在内属足厥阴、太阴经。初觉急服荆防通圣散加木瓜、牛膝、防己、苍术治之；若延久不愈者，宜服补中益气汤合二妙散，外搽制柏散或金黄散。

肾脏风者，属肾虚风邪乘于臁胫，以致皮肤如癣，或渐延上腿，久则延及遍身。外证则搔痒成疮，脓水淋漓，眼目昏花；内证则口燥舌干，腰腿倦怠，吐痰发热，盗汗体疲。治法，用六味丸为主，佐以四生散；若脾胃虚弱者，用补中益气汤为主，佐以六味丸、四生散为善；外贴黄蜡膏。

辨蜘蛛疮漆疮冻疮论

蜘蛛疮，或衣沾蜘蛛遗尿，或虫蚁游走染毒而生。形与水窠疮相似，淡红，作痒且痛，五七个成簇，日渐延开，甚亦使人恶寒发热。即以犀角磨汁涂之则愈；否则以苎麻在疮上揉搓出水，用金黄散搽之；

或以雄黄、枯矾等分,研细干掺,亦可。漆疮者,漆味辛热火象,有毒之物,人之皮毛腠理不密,故感其毒而成。初起发泡,作痒变疮,甚则传变肢体,皮破烂斑,流水作痛,寒热交作。须忌浴热汤,兼戒口味,不然即变顽风癣癞矣。以杉木花煎汤洗之;用杭粉①、石膏、轻粉,韭汁调搽;或生鸡蛋黄涂之,频换。

冻疮,乃天时严冷,气血冰凝而成。初起紫斑,久则变黑,腐烂作脓,手足耳边俱有之。用楝树果煎汤淋洗,以生附子为末,加楝树子肉捣和,面水调敷;或用黄蜡一两溶化,入松香三分,搅匀搽涂。

辨跌打损伤及杖疮合论

凡跌打损伤,或从高坠下,恶血流于内,不分何经之伤,皆肝之所主,盖肝主血也。故凡败血凝滞,从其所属,而必归于肝,多在胁肋小腹者,皆肝经之道也。若

---

① 杭粉:即铅粉,又名胡粉。

其雍肿痛甚,或发热自汗,皆当酌其虚实,而以调血行经之药治之。治法:凡胸满胁胀者,宜行血;老弱者,宜行血活血;腹痛者,宜下血;瘀肉不溃,或溃而不敛,宜大补气血;若打扑坠堕稍轻,别无瘀血等证,而疼痛不止者,惟和气血,调经脉,其痛自止;更以养气血,健脾胃,则无有不效。亦有痛伤胃气作呕,或不饮食者,以四君子汤加当归、砂仁之类调之。若有瘀血,不先消散,而加补剂,则成实实之祸;设无瘀血,而妄行攻利,则致虚虚之祸。故凡治此证,须察所患轻重,有无瘀血,及元气虚实,不可概行攻下,致成败证。盖打扑坠堕,皮肉不破,肚腹作痛者,必有瘀血在内,宜以复元活血汤攻之;老弱者四物汤加红花、桃仁、穿山甲补而行之;若血去多而烦躁,此血虚也,名曰亡血,宜补其血;如不应,当以独参汤补之。又凡损伤,不问老弱,及有无瘀血停积,俱宜服热童便,以酒佐之,推陈致新,其功甚大;若胁胀或作痛，或发热烦躁，口干喜冷，惟饮热童便一瓯，胜服他药。大凡肿痛或伤损者，以葱捣烂炒热罨之；或用生姜、葱白同捣烂，和面，炒热罨之亦可。至脉法，出血多者，其脉虚细沉小者生，浮数实大者死；从高颠仆，内有瘀血，腹胀，脉坚强者生，小弱者死，以脉病不相应故也。

杖疮一证，其重者，必以瘀血为患。血瘀在外者，浅则砭之，深则刺之，内溃者开之，腐肉者取之；血瘀在内者，宜以活血和气之药和之，甚者利之、行之，此治血凝之法也。然其受刑之时，号叫则伤气，忍痛则伤血，悲愤则伤志，血气情志俱伤，虚所必至，若不培补，则羸困日甚矣；况脾主肌肉，脾气受伤，则饮食必减，血脉损坏，则肌肉俱病。故凡既伤之后，但察其虚多滞少者，则宜以参、芪、归、术、熟地、甘草之属专理脾气，以托气血，脾健则元气自复，肌肉自生，可保无虞矣。其有伤筋骨而作痛者，宜以没药降圣丹治之；若牙关紧急,或腰背反张者,以玉真散治之并效。总之,此证宜先察其有瘀无瘀,及形气虚实,酌而治之。凡诸变证治法,有未尽者,宜与前跌打损伤条互参通用。

辨大麻疯论

夫大麻疯者,《经》谓之疠风,又谓之癞风。乃因其人中气不足,而感天地间阴疠浊恶之邪;或受风木之化,而风热化虫;或受湿毒于皮毛,而后及营卫;或犯不洁,或因传染,皆得生虫。盖虫者厥阴主之,厥阴为风木,主生五虫也。初不为意,而渐久渐多,致不可解救。先则眉痒而渐脱落,两颧红润,浮肿而痒;渐至两臂皮粗毛落,甚而通身肌肤淫淫作痒难忍。其毒深入血脉之中,而湿热蕴积于脏腑之内,虫蚀脏腑,沿蛀肌肉,久之精神枯涸,诸虫聚食,遂传为痨瘵而死。古人谓:其病有三因五死。三因者,一曰风毒;二曰湿毒;三曰传染。五死者,一曰皮死,麻木不仁;二日脉死,血溃成脓;三日肉死,割切不痛;四日筋死,手足缓纵;五日骨死,鼻梁崩塌。与夫眉落眼盲,唇翻声嗄,皆为难治。凡遇此证,初起速为清散,可保无恙。其或岁月已久,而精神气血未衰,六脉洪大而实,或洪数有力者,用汗、吐、下三法,分表里攻逐之,使毒气不得稽留而速化;继服清热解毒、凉血补血,兼养营益卫之剂;禁用辛燥之品,致耗津精,血耗而助酷烈之势。历考前方,若冯氏之再造散、醉仙散、陈氏之万灵丹、苦参丸、神应养真丹,诸法已备,学者宗之可也。然患者必须断酒戒色,忌食发风动气、荤腥盐酱、炙煿生冷之物,方为有益,否则无功,慎之慎之。

方　汇

依论中前后编次，日用膏丹丸散附后

卷　上

仲景**黄连泻心汤**　治一切火热痈肿疮疡。

黄连　黄芩　甘草

三因**温胆汤**　治气郁生涎，湿热壅滞，舌苔腻白，疡毒内攻，心烦哕恶。

陈皮　半夏　茯苓　甘草　枳实
竹茹

济生**犀角地黄汤**　清营解热，能治一切肺胃之火。

犀角　生地　白芍　丹皮
加柴胡、黄芩，治肝火。

新方**羚羊角散**　治风热挟肝阳上逆，耳痛项肿，痰毒托腮等证。

羚羊角　夏枯草　丹皮　钩藤钩　连翘　桑叶　山栀　玄参　象贝母

真人活命饮　治一切痈疽,未成脓者即消,已成脓即溃。此止痛消毒之圣药也。或阴夹阳、阳夹阴之证,皆可服。

金银花　防风　白芷　当归　天花粉　乳香　没药　角针　穿山甲　陈皮　象贝母　甘草节

新方**疏肝流气饮**　治肝郁不舒,乳痈、乳癖诸证。

柴胡　薄荷　郁金　当归　丹皮　黄芩　白芍　山栀　夏枯草

陈氏**万灵丹**　治痈疽、疔毒、对口、湿痰流注、附骨阴疽、鹤膝等证。

茅术八两　全蝎　石斛　明天麻　当归　炙甘草　川芎　羌活　荆芥　防风　麻黄　北细辛　川乌炮[①],去皮　草乌炮,去皮　何首乌各一两　明雄黄六钱

蜜丸,如弹子大。每药一两,分作四

---

① 炮:原作"泡",据文义改。下"草乌"同。

丸,又六丸,又九丸,观年之老弱壮取用。外用朱砂六钱,研细为衣。

活人**荆防败毒散** 亦名消风败毒散　发散时气、风毒邪热,亦治肠风下血,风湿,痛肿,疮疡。

柴胡　荆芥　防风　羌活　独活　前胡　川芎　枳壳　人参　甘草　桔梗　茯苓

内热加酒炒黄芩;热甚加酒炒川连;口渴加花粉。

景岳**犀角升麻汤**　治时毒或风热头面肿痛,或咽喉不利,或鬓疽、痄腮等证。

犀角　升麻　防风　羌活　白芷　白附子　黄芩　甘草

景岳**五福消毒丹**　治咽喉、牙口疮毒肿痛,并小儿一切热毒疮疖,惊惕烦躁,口舌生疮,夜卧不宁等证。

玄参　桔梗　茯苓　人参　牙硝　青黛　甘草　麝香　金箔

上为末,炼蜜丸,芡实大。每服一丸,

薄荷汤下。

景岳**五利大黄汤** 治时毒,燉肿赤痛,烦渴便秘,脉实而数。

大黄 黄芩 升麻 芒硝 栀子

景岳**五香连翘汤** 治脑疽、痈疽、时毒,邪气瘀滞不行者。

乳香 木香 沉香 丁香 香附 黄芪 射干 连翘 升麻 木通 独活 桑寄生 甘草

景岳**通气散** 治时毒肿甚,咽喉不利,取嚏以泄其毒。

牙皂 川芎 北细辛

上为末,用纸捻蘸少许,入鼻内,取嚏为效。

景岳**犀角散** 治痘疮、痈毒、时毒,热盛烦躁多渴,小便赤涩,或赤斑。

犀角 甘草 防风 黄芩

上为末。每服二钱,水一小盏,煎五分温服。

景岳**芩连消毒饮** 治天行时疫,大头瘟,发热恶寒,颈项肿痛,脉洪,痰痹等证。

柴胡　桔梗　羌活　防风　黄连　连翘　枳壳　荆芥　白芷　川芎　射干　黄芩　甘草

加姜煎服。

景岳**连翘汤**　治痈疽时毒,焮赤肿痛。

连翘　升麻　朴硝　玄参　芍药　白蔹　防风　射干　大黄　甘草　杏仁

景岳**定痛托里散**　治疮疡血虚疼痛之圣药也。

粟壳　当归　白芍　川芎　乳香　没药　肉桂

景岳**托里黄芪汤**　治痈疽气虚作泻,甚效。

黄芪　甘草　天花粉

加人参亦可。

东垣**普济消毒饮**　治疫疠憎寒壮热,头面肿盛,目不能开,气逆上喘,咽喉不利,口舌干燥。

黄连　黄芩　人参　生甘草　桔梗

柴胡　薄荷叶　连翘　鼠粘子　板蓝根　马屁勃　白僵蚕　升麻　玄参　大黄

节庵**通圣消毒饮**　凡头面肿盛,两目不开,鼻塞,口干舌燥,内外有热,或咽肿痛不利,或内实大便秘结,脉洪数,烦渴者,宜服之。

荆芥　防风　白芍　连翘　甘草　川芎　当归　薄荷　黄芩　山栀　滑石　桔梗　石膏　芒硝　大黄　麻黄　牛蒡子

肿不消加元参。一方用犀角。

仲景**小柴胡汤**　治肝胆风热,瘰疬结核,或肿痛色赤,或寒热往来,或怒火口苦、耳聋、耳痛,乳痈、乳疽等证。

柴胡　人参　黄芩　生姜　半夏　甘草　大枣

节庵**清凉救苦散**　治大头瘟肿甚者,以此敷之。

芙蓉叶　霜桑叶　白蔹　白及　大

黄　黄连　黄柏　紫车前　白芷　雄黄　赤小豆　芒硝

上各等分，为末。用蜜水调敷肿处，频扫之。

^{崔氏}黄连解毒汤　治一切火毒热毒，狂躁心烦，湿热壅滞诸证，脉洪而数。

黄连　黄芩　黄柏　山栀

^{陈氏}**如意金黄散**　治痈疽，发背，诸般疔毒，漆疮，火丹，湿痰流毒，风热天泡，肌肤赤肿，妇人乳痈，小儿丹毒。

天花粉　黄柏　大黄　白芷　厚朴　陈皮　甘草　苍术　南星

为末。或蜜水，或葱汤，或葱酒，又或大蓝根叶汁调敷，要在临证慎用。

^{景岳}**清肝益营汤**　治肝胆小肠经风热血燥，痉挛结核，或耳项、胸乳、胁肋作痛，并一切肝火之证。

熟地　当归　山栀　龙胆草　茯苓　白芍　柴胡　白术　木瓜　川芎　炙甘草

景岳**托里消毒散** 治痈疽已成,不得内消者,宜服此以托之。

人参 川芎 黄芪 当归 白芍 白术 茯苓 金银花 白芷 甘草 桔梗 皂角刺

景岳**栀子清肝汤** 治少阳经虚,肝火风热上攻,遂成鬓疽,痛连颈项、太阳等处,或耳内作痒生疮,或出水疼痛,或胸乳间作痛,或寒热晡甚,胸满口苦舌干。

柴胡 川芎 当归 牛蒡子 白芍 牡丹皮 石膏 山栀 黄芩 黄连 甘草

大全**鼠粘子汤** 治鬓疽初起,寒少热多,头眩作痛,口燥咽干,渴欲饮冷,二便秘涩,六脉沉实有力,烦闷疼痛者。

桔梗 鼠粘子 赤芍 地骨皮 当归 天花粉 元参 甘草梢 木通 防风 连翘 大黄

景岳**神效黄芪汤** 治痈毒内虚,毒不起化,及溃后诸虚,不能收口。

黄芪　麦冬　人参　熟地　茯苓
甘草　白芍　当归　川芎　远志　官桂
姜　枣

陈无择**苍耳散**　治鼻渊。

薄荷　辛夷　白芷　苍耳子

葱、茶调服。

钱仲阳**六味地黄汤**　治肝肾不足，真阴亏损，舌燥喉痛，虚火牙痛、牙漏、牙宣等证。

生地　山萸　茯苓　山药　泽泻
丹皮

东垣**补中益气汤**　治疮疡元气亏损，恶寒发热，或因克伐，肢体倦怠，饮食少思，或不能起发消散，生肌收敛，或兼饮食劳倦，头痛身热，烦躁作渴，脉洪大弦虚，或微细软弱，及脱肛、痔漏等证。

人参　黄芪　于术　陈皮　柴胡
升麻　甘草　当归

大全**加味逍遥散**　治肝郁气滞，或口舌生疮，或耳内作痛，及乳痈、乳痰等证。

柴胡　白芍　当归　茯苓　白术
甘草　黄芩　半夏　白芷　陈皮　桔梗

^{严氏}**辛夷散**　治鼻生息肉。

藁本　防风　辛夷　白芷　升麻
木通　川芎　细辛　甘草

辛夷清肺饮　治鼻痔。

辛夷　黄芩　山栀　麦冬　百合
石膏　知母　甘草　升麻　枇杷叶

^{局方}**凉膈散**　治心火上盛，中焦燥实，烦躁口渴，目赤头眩，口疮唇裂，吐血衄血，大小便秘，胃热发斑，及小儿惊急，痘疮黑陷，外疡实火内攻，神识昏蒙，舌黑哕恶等证。

芒硝　大黄　山栀　连翘　薄荷
黄芩　甘草　竹叶

^{陈氏}**凉膈清脾饮**　治痛疡热甚。

防风　荆芥　黄芩　石膏　山栀
薄荷　赤芍　连翘　生地　甘草

^{局方}**紫雪丹**　治外内烦热不解，发斑、发黄、瘴毒、疫毒、热毒，及小儿惊痫，外疡

疗毒走黄，神识昏迷。

黄金　寒水石　石膏　滑石　磁石　升麻　玄参　甘草　犀角　羚羊角　沉香　丁香　朴硝　消石　辰砂　木香　麝香

制法详《医方集解》。

叶案**至宝丹**

犀角　朱砂　雄黄　琥珀　玳瑁　西牛黄　麝香　龙脑　金银箔　水安息香

为极细末，将安息香膏重汤煮，入诸药搜和，丸如弹子大，外用蜡护。临服剖开，用人参汤下。

景岳**夺命丹**　治疔疮、发背等证，或麻木，或呕吐，重者昏愦。此药服之，不起者即起，不痛者即痛，痛甚者即止，昏愦者即苏，呕吐者即解，未成即消，已成即溃，有夺命之功，乃恶证中之至宝也。

蟾酥酒化　轻粉　麝香　枯矾　铜绿　乳香　没药　寒水石煅　朱砂　蜗牛

上为末,用蜗牛或酒糊捣丸,绿豆大。每服二三丸,葱酒下;外用一丸入疮孔内,以膏盖之。

蟾酥丸 治疔疮、发背、脑疽、乳痈、附骨、臀腿等疽,一切恶证。

蟾酥酒化　轻粉　枯矾　寒水石　铜绿　乳香　没药　麝香　胆矾　雄黄　蜗牛　朱砂

共为末,端午日于净室中,先将蜗牛研烂,再用蟾酥研匀,方入各药捣匀,丸如绿豆大。每服三丸,用葱白嚼烂,包药在内,将热酒一杯送下,被盖卧出汗。

济生**归脾养营汤** 治思虑太过,劳伤心脾,惊悸盗汗,发热体倦,食少不眠,或脾虚不能摄血,致血妄行,及妇人经带,疡后气血不复,盗汗不眠等证。

人参　白术　茯苓　枣仁　远志　归身　木香　黄芪　炙甘草　龙眼肉

陈氏**清凉甘露饮** 治茧唇,膏粱所酿,暴怒所结,遂成斯疾。高突坚硬,或损破流血,或虚热生痰,或渴证久作,并治。

犀角　银柴胡　茵陈　石斛　枳壳　麦冬　甘草　生地　黄芩　知母　枇杷叶　竹叶　灯心

知柏四物汤　治血虚烦热。

生地　归身　白芍　川芎　知母　黄柏

四物逍遥散

柴胡　当归　白芍　茯苓　白术　炙甘草　川芎　生地　生姜　薄荷

^{仲景}**理中汤**　脏腑中寒,四肢强直。

人参　白术　炮姜①　甘草

八珍汤　治气血俱虚,恶寒发热,烦躁作渴,大便不实,饮食不进,小腹胀痛,眩晕昏愦;疡科气血俱伤,脓水清稀,久不收敛等证。

人参　生地　茯苓　当归　白术　川芎　白芍　炙甘草

---

① 炮姜:原作"泡姜",《伤寒论》作"干姜",后世治中寒多用"炮姜",是知"泡"乃"炮"字书误,故据改。

十全大补汤　治痈疡气血虚弱，患久不愈，或溃疡脓清，寒热，自汗盗汗，食少体倦，发热作渴。

人参　生地　黄芪　肉桂　白术
当归　白芍　茯苓　川芎　炙甘草

东垣**升阳散火汤**　治阳经火郁，疡毒壅滞。

葛根　升麻　柴胡　羌活　独活
防风　人参　芍药　炙甘草　生甘草
生姜　大枣

千金**甘露饮**　治胃经火热，口臭，喉疮，齿龈宣露，吐血、衄血、齿血，阳证骨槽。

生地　熟地　茵陈　黄芩　枳壳
枇杷叶　石斛　甘草　天冬　麦冬

知柏八味丸　治阴虚火动。壮水之主，以制阳光。

即六味地黄汤加知母、黄柏。

丹溪**大补阴丸**　降阴火，补肾水。

熟地　龟板　黄柏　知母

上为末,将猪脊髓蒸熟,炼蜜同捣和为丸。

景岳**玉女煎**　治水亏火盛,少阴不足,阳明有余,口疳碎腐。

石膏　熟地　麦冬　知母　牛膝

东垣**清胃散**　治胃经火热,唇口肿痛,齿龈溃烂焮痛,上连头面,或恶寒发热。

生地　升麻　黄连　当归　牡丹皮　石膏

归芍地黄汤　治疡后营亏胃弱,饮食少思。

当归　白芍　生地　人参　茯苓　于术　炙甘草　陈皮

新方**牛蒡解肌汤**　治头面风热,或颈项痰毒,风热牙痛等证。

牛蒡子　薄荷　荆芥　连翘　山栀　丹皮　石斛　玄参　夏枯草

河间**地黄饮子**　治舌喑不能言,足废不能行,此少阴气厥不至,急当温之,名曰痱证。凡阴虚有二:有阴中之水虚,有阴中之火虚。此治火虚之剂。

熟地　山茱萸　石斛　麦冬　五味子　远志　茯苓　石菖蒲　肉苁蓉　肉桂　附子　巴戟肉

局方**四物汤**　治疮疡血虚发热,或因溃后致晡热内热,烦躁不安者,皆宜服之。

生地　白芍　当归　川芎

钱乙**导赤散**　治心火及小肠热证,便赤淋痛,口糜生疮。

生地　木通　竹叶　甘草梢

归芍异功散　治痈疡脾胃虚弱,饮食少,血虚作痛。

人参　茯苓　白术　炙甘草　陈皮　当归　白芍

崔氏**桂附八味丸**　治命门火衰,不能生土,以致脾胃虚寒,而患流注、鹤膝等证,不能消溃收敛;或饮食少思,或食而不化,脐腹疼痛,夜多漩溺。

即六味地黄汤加肉桂、附子。

局方**龙胆泻肝汤**　治肝胆经实火湿

热,胁痛耳聋,胆溢口苦,小便赤涩,白浊便血,鱼口、下疳、囊痈等证。

龙胆草　柴胡　黄芩　山栀　生地　车前子　泽泻　木通　当归　甘草

仲景**麻杏甘膏汤**　治风温外感,痰鸣气逆;或小儿慢脾风,惊痰发痉。

麻黄　杏仁　甘草　石膏

此肺金药。麻黄发肺邪,杏仁下肺气,甘草缓肺急,石膏清肺热。

新方**银花解毒汤**　治风火湿热,痈疽疔毒。

金银花　地丁　犀角　赤茯苓　连翘　丹皮　川连　夏枯草

清燥救肺汤　治肺胃火盛,咽干喉痹,咳痰吐血。

霜桑叶　杏仁　麦冬　石膏　人参　阿胶　胡麻仁　甘草　枇杷叶

金匮**半夏厚朴汤**　治妇人七情之气郁滞不散,结成痰涎,或如梅核在咽,或中脘痞满,气不舒畅,或痰饮中滞,呕逆恶心,并可取效。

半夏 茯苓 厚朴 紫苏 生姜

局方**苏子降气汤** 治心腹胀满,喘促气急,消痰进食。

苏子 半夏 当归 前胡 桂枝 厚朴 橘红 甘草 生姜

仲景**升麻葛根汤** 升散阳明牙痛,牙咬、托腮等疡。

升麻 葛根 芍药 甘草

仲景**葛根芩连汤** 太阳阳明解表清里,外疡火毒内逼,协热便泄。

葛根 黄芩 黄连 甘草

仲景**升麻鳖甲汤**

升麻 当归 蜀椒 甘草 鳖甲 雄黄

上六味,以水四升,煮取一升,顿服之;老少再服取汗。

金匮肾气丸[①] 治脾肾阳虚不能行

---

① 金匮肾气丸:按下文药物组成中有"牛膝""车前",当为"济生肾气丸"。

水,小便不利,腰重脚肿,或肚腹肿胀,四肢浮肿,喘急痰盛,致①成蛊证,其效如神。

即六味丸加牛膝、车前、肉桂、附子。

节庵**连翘败毒散** 治发颐硬肿。

连翘　山栀　羌活　玄参　薄荷　防风　柴胡　桔梗　升麻　川芎　当归　黄芩　芍药　牛蒡子

加红花同煎。

渴加花粉,面肿加白芷,项肿加威灵仙,大便实加大黄、穿山甲,虚加人参。

卷　　中

景岳**益气养营汤** 治抑郁劳伤,思虑太过,心神俱惫,以致四肢、颈项结成瘰疬,累累如贯珠,谓之筋疬。或软或硬,或赤或白,或痛或不痛,日晡发热,及溃而不敛者,并效。

人参　茯苓　陈皮　贝母　香附

---

① 致:原阙,据文义补。

当归　川芎　黄芪　熟地　白芍　甘草
桔梗　白术　柴胡　姜枣

^{陈氏}**和营散坚丸**　治失营证,坚硬如石,不热不红,渐肿渐大者。

人参　当归　白术　茯神　香附
橘红　熟地　南星　贝母　远志　丹皮
柏子仁　枣仁　角沉　芦荟　龙齿
朱砂

上为末,炼蜜丸。每服三钱,食后用合欢树皮煎汤送下。

^{景岳}**加味四物汤**　治血虚羸弱,肝胆有火。

即四物汤加山栀、柴胡、丹皮。

^{景岳}**豆豉饼**　治疮疡肿毒,硬而不溃及溃而不敛,并一切顽疮恶疮。

用江西豆豉饼为末,唾津和作饼子,如钱大,厚三倍。置患处,以艾壮于饼上灸之,干则再易。如灸发背,用漱口水调饼覆患处,以艾铺饼上灸之。未成者即消,已成者亦杀其大毒。如有不效,必气

血虚故也。

景岳**琥珀膏** 治颈项瘰疬,及胁下初结小核,渐如连珠,不消不溃,或溃而脓水不绝,经久不瘥,或成漏证。

琥珀　白芷　防风　当归　木鳖子　木通　丁香　桂心　朱砂　木香　松香　麻油

上先将琥珀等六味为末,其余药入油煎黑,滤去渣,徐入黄丹再煎,软硬得中,入前药成膏贴之。

景岳**必效散** 治瘰疬气血尚无亏损,疬核不愈,内服此药,外以针头散腐之。若气血亏者,先服益气汤数剂,后服此药,服后疬毒尽下,再服前汤数剂。

南硼砂　轻粉　麝香　巴豆　白槟榔　斑蝥

上为极细末。取鸡子二个去黄,用清调药,仍入壳内,以湿纸数重糊口,人饭甑蒸熟,取出曝干,研末。虚者每服五分,实者一钱,用炒生姜酒或滚汤于五更调服。

如觉小腹痛,用益元散一服,其毒俱从小便出。胎妇勿饵。疮毒去后,多服益气养营汤,疮口自合。

^{景岳}**遇仙无比丸** 治瘰疬未成脓,其人气体如常,宜服此丸。形气觉虚者,宜先服益气养营汤,待血气少充,方服此丸;核消后仍服前汤。如溃后有瘀血者,宜用白雪丹;更不敛,亦宜服此丸,敛后再服前汤。

白术　槟榔　防风　黑丑　密陀僧　郁李仁　斑蝥　甘草

为细末,米糊丸,梧子大。每服二十丸,早晚煎甘草槟榔汤下。服至月许,觉腹中微痛,自小便中取下疬毒如鱼目状,已破者自合,未脓者自消。

^{薛氏}**柴胡清肝汤** 治肝胆三焦风热疮疬,或怒火憎寒发热,或疮毒结于两耳、两胁前后或胸乳、小腹下及股、足等证①。

---

① 证:此字与上文"结于"2字不相协,疑为"处"字之误。

柴胡　黄芩　山栀　川芎　人参　甘草　连翘　桔梗

局方人参养营汤　治脾肺俱虚，营血不足。

人参　黄芪　当归　白术　炙甘草　桂心　陈皮　熟地　五味　白芍　远志　姜　枣

陈氏雄黄散　治天蛇毒初起红肿，发热疼痛值心者，宜用之。

雄黄　蟾酥　冰片　轻粉

共为细末。新汲水调涂，纸盖，日用三次，极效。

陈氏护心丹　治疮毒内攻，口干烦躁，恶心呕吐者，宜用此药。

绿豆粉　乳香　朱砂　甘草

上共研极细。每服二钱，白滚汤调服，早晚二次。

景岳乌金膏　治发背，中央肉死涂之即腐，未死涂之即生。若初起肿痛，用点数处，则解毒顿消；若瘀血腐黑，涂之即溃。

用巴豆去壳，炒黑，研如膏，点肿处，或涂瘀肉上，则自消化，或加乳香少许亦可。如涂疮内，或加香油少许，调稀可用。

景岳**内疏黄连汤**　治疮疡发热而呕，大便秘结，脉洪而实。

黄连　芍药　当归　槟榔　木香
黄芩　栀子　薄荷　桔梗　甘草　连翘
大黄　姜

水煎，仍量虚实治之。

三因**葶苈大枣泻肺汤**　治上气喘急，身与面目俱浮，鼻塞声重，不闻香臭，胸膈胀满，将成肺痈。

甜葶苈　大枣

须先服小青龙汤二服，方用此。

景岳**内补黄芪汤**　治痈毒内虚，毒不起化，及溃后诸虚迭见。

黄芪　麦冬　人参　熟地　茯苓
甘草　芍药　当归　川芎　远志　官桂
姜　枣

陈氏**神授卫生汤** 解毒，消毒，清热，活血，止痛。

白芷 天花粉 连翘 牛蒡子 荆芥 甘草节 防风 金银花 归尾 川贝母 乳香 没药

若大便秘结，热甚者，加酒炒大黄。

丹溪**参芪内托散** 治疮痈脓毒不化，脓溃作痛，及痘疮里虚发痒，或不溃脓，为倒靥等证。

人参 黄芪 当归 川芎 厚朴 防风 桔梗 白芷 紫草 官桂 木香 甘草 白芍

新方**橘叶汤** 治乳痈焮红漫肿，或初起，或渐成脓者。

橘叶 蒲公英 象贝母 夏枯草 青皮 当归 赤芍 花粉 香附 黄芩

张涵谷**元寿丹** 乳痈初起，服之即消，已溃可保余瓣无恙。

龟壳 止用龟盖，火煅存性

研细末。热酒调服三钱，尽量饮醉

即愈。

大全 **赤豆薏苡仁汤** 治肠痈、少腹痛。

赤小豆　薏仁　防己　甘草

大全 **大射干汤** 治胃痈始成。

射干　升麻　白术　赤芍药　赤茯苓　山栀仁

煎熟,入蜜、生地汁和服。

千金 **牡丹皮散** 治肠痈,腹濡而痛,时时下脓。

牡丹皮　栝楼仁　桃仁　薏苡仁

按《金匮要略》云:牡丹皮散用冬瓜子仁,非栝楼仁;盖冬瓜子仁有解毒护膜、厚肠生肌之功。

大全 **三仁汤** 治胃痈,小便赤涩,腹满不食。

薏苡仁　桃仁　牡丹皮　冬瓜子仁

说约 **四妙汤** 此疡科首用捷法,功效立奏,增减活法,医者临证酌用。

生黄芪　当归　金银花　甘草节

此方可移深居浅,转重作轻。如已成

气血素亏,不能穿溃者,加白芷、角针、山甲,一伏时自溃。如初起掀痛口渴,加天花粉。此治痈疽、发背、肠痈之神方也。

新方**化毒除湿汤** 治湿热下注。

归尾　泽兰　苡仁　牡丹皮　赤芍　金银花　枳壳　川通草

景岳**蜡矾丸** 治金石发疽,一切痈疽,托里,止疼痛,护脏腑,神妙。不问老少,皆可服之。

黄蜡一两,黄色者佳,溶开,入矾末　白矾一两,明亮净者,为末

上二味和匀,众手急丸,桐子大。每服二三十丸,渐加至四五十丸,熟水或盐汤送下,日进二三服,至三四两之上愈见奇功矣。

此方不惟止痛生肌而已,其护膜止泻、消毒化脓,及内痈排脓托里之功甚大。

仲景**五苓散** 治疮毒,下部湿热,小便短少。

猪苓　茯苓　白术　泽泻　官桂

陈氏**活血散瘀汤**　治产后恶露不尽，或经后瘀血作痛，或暴急奔走，或杖后瘀血流注，肠胃作痛，渐成内痈，及腹痛大便燥者，并宜服之。

川芎　归尾　赤芍　苏木　丹皮　枳壳　桃仁　栝楼仁　槟榔　大黄

水煎，空腹服。

陈氏**薏苡仁汤**　治肠痈腹中疼痛，或胀满不食，小便涩滞，妇人产后多有此病，纵非痈，服之尤效。

薏苡仁　栝楼仁　牡丹皮　白芍

金匮**附子苡仁败酱散**　治肠痈。

薏苡仁　败酱　附子

上三味杵为末。取方寸匕①，以水二升，煎减半，顿服，小便当下。

局方**四君子汤**　治一切阳虚气弱，脾衰肺损，饮食少思，体瘦面黄，皮焦毛落，脉来细软。

---

①方寸匕：古代量取药末的器具，形如刀匕，大小为古代一寸正方，故名。

人参　白术　茯苓　甘草　姜枣

^{陈氏}**滋阴除湿汤**　治鹳口疽，初起朝寒暮热，日轻夜重，如疟等证。

川芎　当归　白芍　熟地　柴胡　黄芩　陈皮　知母　泽泻　地骨皮　贝母　甘草　姜

^{陈氏}**和气养营汤**　治前证已成，不得内消者，宜此药托之。

人参　陈皮　白术　黄芪　茯苓　丹皮　当归　熟地　沉香　甘草

^{陈氏}**滋肾保元汤**　治前证元气虚弱，脓水淋漓，久而不敛。

人参　黄芪　白术　茯苓　归身　杜仲　山萸　丹皮　熟地　附子　肉桂　甘草　姜　枣

^{陈氏}**琥珀蜡矾丸**　治痈疽发背已成未成之际，恐毒气不能外出，必致内攻，预服此丸，护膜护心，亦且散血解毒。

白矾_{一两二钱}　黄蜡_{一两}　雄黄_{一钱二分}　琥珀_{一钱}　朱砂_{一钱二分}　蜂蜜_{二钱}

上四味先研极细,另将蜜、蜡铜勺内熔化,离火片时,候蜡四边稍凝,方入上药搅匀,共成一块,以一人将药火上微烘,众手急丸,小菉豆大,用朱砂为衣,瓷罐收贮。每服二三十丸,白汤食后送下,病甚者早晚日进二次,其功最佳。

陈氏先天大造丸 治风寒湿毒袭于经络,初起皮色不变,漫肿无头;或阴虚外寒侵入,初起筋骨疼痛,日久遂成肿痛,溃后脓水清稀,久而不愈,渐成漏证者,并可服。

紫河车　熟地　归身　茯苓　人参　枸杞　菟丝子　肉苁蓉　黄精　白术　何首乌　川牛膝　仙茅　骨碎补　巴戟肉　破故纸　远志　木香　青盐　丁香　黑枣肉

上为末,炼蜜丸。每服三钱,空心温酒送下。此方非独治流注成漏者,又补一切气血虚羸,劳伤内损,及男妇久无嗣息,并有奇功。

不换金正气散 治疮疡脾气虚弱,寒邪相搏,痰停胸膈,致发寒热。服此以正脾气,则痰气自消,寒热不作。

苍术 厚朴 陈皮 甘草 半夏 藿香

六君子汤 治脾胃虚弱,或寒凉克伐,肿痛不消,或不溃敛,宜服此汤以壮营气,则诸证自愈。

人参 茯苓 白术 甘草 半夏 陈皮

仲景**参苓白术散** 治脾胃虚弱,饮食不消,或吐或泻。

人参 茯苓 白术 陈皮 山药 扁豆 甘草 建莲 砂仁 苡仁 桔梗

仲景**赤石脂余粮汤** 止利。

赤石脂 禹余粮

等分,杵碎煎。

石脂、余粮,涩以止脱,重以固下,甘以益气。

黑地黄丸 治脾肾不足,房室虚损,形瘦无力,面色青黄,亦治血虚久痔。

熟地　苍术　五味子　干姜

用枣肉丸,米饮或酒下。

陈氏内消沃雪汤　治发背,并五脏内痈,尻臀诸肿,大小肠痈,肛门脏毒,初起俱未出脓,疼痛不可忍者。

青皮　陈皮　乳香　没药　连翘　黄芪　当归　甘草节　白芷　射干　天花粉　穿山甲　贝母　白芍　金银花　皂角刺　木香　大黄

水酒各半煎。

桂枝和营汤　治寒凝湿滞,气血虚者。

桂枝　当归　秦艽　茯苓　川断　广皮　牛膝

当归清营汤　治肝胆二经风热血燥,痉挛结核,乳痈乳癌,并一切耳项肝火之证。

当归　生地　山栀　赤苓　白芍　柴胡　川芎　甘草　贝母　丹皮　花粉

连翘

景岳**萆薢汤**　治杨梅疮及瘰疬,咽喉恶疮,痈漏溃烂,筋骨拘挛疼痛,皆妙。

用土萆薢,即土茯苓二三两,以水三盅,煎二盅,不拘时,徐徐服之。

全生集**阳和汤**　治阴寒腿痈、鹤膝风、流注等证。

肉桂　鹿角胶　白芥子　熟地　麻黄　炮姜

东垣**溃坚汤**

知母　黄柏　黄连　花粉　黄芩　升麻　柴胡　龙胆草　连翘　葛根　甘草　桔梗　归尾　白芍　三棱　莪术　昆布

虎潜丸　治精血不足,筋骨痿弱,足不任地,及骨蒸劳热。

虎胫骨　熟地　龟板　琐阳　当归　牛膝　白芍　黄柏　知母　陈皮

羯羊肉酒煮烂捣丸,盐汤下。

千金**独活寄生汤**　治肝肾虚热,风湿内攻,腰膝作痛,冷痹无力,屈伸不便。

独活　桑寄生　秦艽　防风　细辛　川芎　人参　当归　熟地　白芍　桂心　茯苓　杜仲　牛膝　甘草

新方**萆薢化毒汤**　治湿热气血实者。

萆薢　归尾　丹皮　牛膝　防己　木瓜　苡仁　秦艽

卷　下

化斑解毒汤　治三焦风热上攻,致生火丹,延及遍身痒痛者。

玄参　人中黄　知母　生甘草　石膏　牛蒡子　升麻　川连　连翘　淡竹叶

河间**防风通圣散**　治外证阳毒,肠风痔漏。

大黄　芒硝　荆芥　防风　山栀　白芍　连翘　甘草　桔梗　川芎　当归　石膏　滑石　薄荷　黄芩　白术　麻黄　牛蒡子　姜葱

钱氏升麻葛根汤　治丹毒，身体发热，面红气急，啼叫惊搐等证。

升麻　葛根　白芍　柴胡　黄芩　黑山栀　木通　甘草

麻黄一剂饮　治遍体霉疮初起，节骱酸楚，服此一剂，以诱发其毒。

麻黄一钱　防风一钱　银花三钱　白鲜皮三钱　当归一只，切　胡麻三钱　甘草一钱　羌活一钱　秦艽一钱

用肥羊肉一斤，河水三大碗，煎至一大碗，取汁，吹去面上浮油，将前药煎至一饭碗，温服，以羊肉淡食过口，仰面睡于帐前，不可见风，取汗为度。

景岳仙遗粮汤　治一切杨梅疮，不拘始终虚实，皆可取效。

当归　生地　防风　金银花　木通　苡仁　连翘　白鲜皮　黄连　白术　甘草　皂角刺

土茯苓即名仙遗粮，用鲜者四两洗净，以木石白捶碎，用水三碗，煎二碗，入

前药,加灯心二十根煎服。

陈氏**金蝉脱甲酒** 治杨梅疮,不拘新久轻重,皆效。

大蛤蟆一只,好酒五斤,将蛤蟆浸入,封瓶口,煮香二炷,取起,待次日随量饮之,以醉为度,盖覆出汗。存酒,次日只饮量之一半,酒尽疮愈。服酒后,不许见风,忌房事,慎口。

芎归二术汤 治结毒。

川芎 当归 防风 独活 人参 茯苓 银花 厚朴 苡仁 木瓜 白术 皂角刺 甘草 山甲 土茯苓 精羊肉

景岳**五宝丹** 治九种杨梅结毒,并及儿女者。

真珠新白者佳,三分五厘 琥珀透明血色者,甘草水煮,三分五厘朱砂透明者,三分五厘 滴乳石木香、甘草水煮干,研,四钱 片脑半分

各研细末,称准,共合一处。每用药末二分半,人飞罗面二分半,再研和匀。

每日用鲜土茯苓一斤,洗净,用石白木槌捣碎,用水十二饭碗,煎至六碗,滤去渣,再煎至四碗,然后将药五分,细掺于土茯苓汤内,随手搅匀,一日吃完,重者四十服,轻者一二十服,即愈。若旧有轻粉等毒,服药后当尽发出,不使少留。

若病在上者,加木香二钱;病在下,加牛膝一两,与土茯苓同煎。服汤之法,病在上饱服,在下饥服。忌茶酒,并一切发风动气之物。其毒贴清凉膏,或加掺药收口。

十味淡斋方 治下疳广疮,误服轻粉升药,致烂喉塌鼻,遍体节骱酸楚,或腐烂不堪,他药不效者。

川贝母去心,生研,一两　白芷焙,一两　防风焙,一两　海螵蛸浸淡,漂净,去甲,一两　当归炒,一两　引芎炒,一两　金银花晒,一两　花粉晒,一两　半夏姜汁制炒,一两　南星姜汁制炒,一两五钱

各药要囫囵,忌金、银、铜、铁、锡器,

在瓦盆内炒,用木槌于石臼内打成末,筛净,称准分量,分作二十一服。每服五钱,每日用鲜土茯苓一斤,不见铁器,于石臼内捣碎,放于瓦接罐中,用河水十二饭碗,煎六碗,去渣,下药末五钱,再煎至三饭碗,朝午晚各服一碗,服此六十三日收功。然服此药须要忌一切盐味,煎药忌一切金、银、铜、铁、锡器。如犯上二项,即无效矣。

陈氏**清肝导滞汤** 治肝经湿热,玉茎肿痛,小水涩滞作痛者服之。

扁蓄　瞿麦　滑石　甘草　大黄

引灯心

景岳**土萆薢汤** 治杨梅疮,及咽喉恶疮,痛漏溃烂,筋骨拘挛疼痛,皆妙。

用土萆薢,即土茯苓二三两,以水三盅,煎二盅,不拘时,徐徐服之。

若患久,或服攻击之剂,致伤脾胃气血等证,以此一味为主,外加对证之药,无不神效。

景岳**芦荟丸**　治疳癖消瘦,发热潮热,饮食少思,口干作渴,或肝火食积,口臭生疮,牙龈蚀烂等证。

芦荟　胡黄连　木香　青皮　白芜荑　当归　茯苓　陈皮　甘草

米糊丸。

丹溪**二妙散**　治湿热在经,筋骨疼痛,疮疡遍体。

苍术　黄柏

四妙丸　治前证而兼血虚者。

苍术　黄柏　当归　细生地

若湿热甚者,细生地、当归或易草薢、苡仁亦可。

景岳**解毒雄黄散**　治一切痈肿溃疡,毒势甚者,用此药洗二三次。

雄黄一两　白矾四两　寒水石煅,一两五钱

上为末,用滚汤二三碗,乘热入药末一两,洗患处,以太乙膏或神异膏贴之。

陈氏**石珍散**　治天泡作烂疼痛,脓水淋漓。

石膏煅　轻粉各一两　青黛　黄柏末各三钱

上为末,先将甘草汤洗疮,后以此药掺之,其痛即止。

景岳**藜芦膏**　治一切疮疽,胬肉突出。

用藜芦一味为末,以生猪脂研为膏,涂患处,周日易之。

又方　苦参　藜芦各一两

用猪油八两,熬枯去渣,入松香一两,化开离火,加枯矾、雄黄各一两,搅匀,治脓窠疮,以此涂之。

大全**普济丹**　治疥癞等疮。

硫黄　花椒炒　潮脑各一钱　生明矾一钱五分　枯白矾一钱五分　猪板油二两

捣丸,夏布包,以火烘之,候温擦之。

陈氏**蛇床子散**　治脓窠疮,生于手足遍身,根硬作胀,痒痛非常。

蛇床子　大枫肉　松香　枯矾各一两

黄丹　大黄各五钱　轻粉三钱

上为末,麻油调搽;湿烂者干掺之。

陈氏**一扫光** 治血热湿热痒疮。

苦参　黄柏各一斤　烟胶一升　木鳖肉　蛇床子　点红椒　明矾　枯矾　硫黄　枫子肉　樟冰　水银　轻粉各三两　白砒五钱

上为末,用熟猪油二斤四两化开,人药搅匀,作丸龙眼大,瓷瓶收贮。用时搽擦疮上,二次即愈。

大全**芥灵丹** 治疥疮。

枳壳麸炒　山栀　连翘　荆芥　当归　羌活各七钱　白芷　白鲜皮炒　苦参糯米泔浸一日,各一两

上为末,炼蜜为丸,桐子大。每服五十丸,白汤送下,立可除根。

消风散 治疥癣等疾。

羌活　防风　荆芥　川芎　厚朴　人参　茯苓　陈皮　甘草　僵蚕　蝉蜕　藿香

每服三钱,茶调下。

陈氏**绣球丸** 治一切干湿疥疮,及脓窠烂疮,瘙痒无度者。

樟冰 轻粉 川椒 枯矾 水银 雄黄各二钱 枫子肉一百粒,另研

以上共为末,同大枫子肉再研,和匀,加柏油一两,化开和药搅匀,丸作圆眼大。擦疮上。

大全**制柏散** 治湿毒疮。

厚黄柏数斤,入粪坑内浸一百日,取出,入黄土内埋三日,取出,晒干研细,蜜水调搽;如疮有水,则干掺之。

景岳**四生散** 治臁腿疮浸淫不愈,或眼目昏花,名肾脏风,并治风癣、疥癞、血风疮证。

黄柏 独活 白附子真者 白蒺藜等分

为末。每服二钱,用猪腰子一枚,切开入药,湿纸包煨熟,空心盐汤下。

大全**黄蜡膏** 治臁疮。

龙骨煅 赤石脂 血竭各三钱

研末。用香油一两,人血余一小团,炸枯去渣,再入黄蜡一两,白胶香三钱,熔化离火,再入前药末,搅匀候冷,瓷瓶贮之。用时捏作薄片,贴疮上,间三日,翻转再贴。

复元活血汤 治跌打损伤有瘀血者。

柴胡 花粉 当归 山甲 桃仁 红花 大黄 甘草

酒煎。

景岳**没药降圣丹** 治跌打损伤,接续筋骨。

当归酒炒 白芍 川芎 川乌头炮,去皮脐 生地 苏木 乳香另研 没药另研 骨碎补炙 自然铜火煅醋淬十次,各一两

上为末,生姜汁和蜜丸,每两作四丸。每服一丸,用米酒半盏送下。

本事方**玉真散**一名定风散 治打扑金刃破伤风,重者牙关紧急,腰背反张,并治蛇犬所伤。

天南星汤泡七次,如急用,以湿纸裹煨 防风

等分

上为末。每服二钱,温酒调下。若牙关紧急,腰背反张者,每服三钱,童便调下;若内有瘀血亦愈。至于昏死,心腹尚温者,连进二服,亦可保全。若破伤疮口,及疯犬咬伤,须用漱口水及童便洗净,随用生南星为末掺之,或以水调涂之,出水为妙。

补　遗

白虎汤　治肺胃实热。

煨熟石膏　知母　甘草　粳米

加人参,名人参白虎汤。

归脾汤　治疮疡忧思伤脾,血虚发热,食少体倦,或唇疮流注,及不能消散溃敛等证。

人参　白术　黄芪　当归　炙甘草　茯神　远志　枣仁　木香　龙眼肉　生姜　大枣

新方**清营解毒汤**　治血热肿痛,疡疽之未成脓者，宜服此。

鲜生地　银花　丹皮　赤芍　山栀　地丁　甘草节　连翘

新方**泻火救肺汤**　治肺痈、肺痿初起，火盛咳逆。

桑白皮　杏仁　黄芩　生石膏　知母　枇杷叶　芦根

拔萃**柑橘汤**　治热肿喉痹。

甘草　桔梗　薄荷　连翘　黄芩　山栀　竹叶

景岳**清肝解郁汤**　治肝经血虚风热，或乳内结核，或脓溃不愈。凡肝胆经血气不和之病，皆宜服此。

人参　川芎　当归　贝母　白芍　青皮　柴胡　茯苓　熟地　山栀　白术　甘草　丹皮

景岳**大黄汤**一名牡丹皮散　专治肠痈，小腹坚肿而热，按之则痛，肉色如故，或焮赤微肿，小便频数，汗出憎寒，其脉沉紧，脓未成者，急服之。

牡丹皮　栝楼仁各三钱　桃仁去皮尖　大黄煨　芒硝各二钱

本方无栝楼，即名大黄牡丹皮汤。

旋复葱绛汤　治血液亏损，肝气胀痛，或少腹症瘕。

旋复　青葱　新绛

河间**金铃子散**　治肝气郁逆诸证。

金铃子　延胡

仲景**鳖甲煎丸**　治疟母，一切症结。

鳖甲　乌扇　黄芩　柴胡　鼠妇　干姜　大黄　芍药　桂枝　葶苈　石韦　厚朴　丹皮　瞿麦　紫葳　半夏　人参　䗪虫　阿胶　蜂窠　赤硝　蜣螂　桃仁　煅灶下灰　清酒

《千金方》有海藻、大戟，无鼠妇、赤硝。

新方**疏肝导滞汤**　治肝经瘀滞，欲成乳癖、乳痈、乳岩等证。

川楝子　延胡　青皮　白芍　当归　香附　丹皮　山栀

羌活胜湿汤 治外伤湿气，一身尽痛。

羌活 独活 藁本 蔓荆子 川芎 炙甘草 防风

如身重腰痛沉沉然，经有寒也，加汉防己五分，附子五分。

新方**萆薢渗湿汤** 治湿热下注，臁疮、漏蹄等证。

萆薢 苡仁 黄柏 赤苓 丹皮 泽泻 滑石 通草

大全**苦参汤** 一切疥癞风癣，洗之并佳。

苦参二两 蛇床子 白芷 金银花 野菊花 黄柏 地肤子 大菖蒲

用河水煎汤，临洗入猪胆汁四五枚，洗二三次痊愈。宜避风，忌发物。

宝鉴**通天再造散** 治大疯实热内壅，以此攻之。

皂角刺 大黄炒,各一两 郁金五钱 白丑头末六钱五分,半生半熟上为末。每服五钱,日未出时,向东以无灰酒调服。当日必利下恶物,或臭脓,或虫,如虫口黑色,乃是年深者;赤色,是近日者。数日再进一服,无虫积乃止。忌口,避风并房事。

宝鉴**醉仙散** 治疠风,遍身麻木。

鼠粘子 胡麻子 蔓荆子炒黑 枸杞各一两 苦参 白蒺藜 栝楼根 防风各五钱

上为末,每一两入轻粉一钱,拌匀。每服一钱,茶清调,晨、午、晚各一服,服后五七日,先于牙缝内出臭涎,浑身痛,昏闷如醉,后利下恶物臭积为效。

陈氏**苦参丸** 治大麻疯,不分新久、穿溃烂,老幼俱可服之。

苦参一斤 枫子肉六两 荆芥一斤 防风六两 白芷六两 全蝎 何首乌 白附子 枸杞子 威灵仙 当归 大胡麻 川芎 蒺藜 大皂角 川牛膝 牛蒡子 独活各五两 蔓荆子 风藤 羌活 连

翘　苍术　天麻　杜仲　草乌炮,去皮尖　甘草各二两　杏仁二两　人参一两　白花蛇切片,炙黄,二两

上为细末,醋打老米糊为丸,梧子大。每服三四十丸,温酒食前后下,避风、忌口。

陈氏**硇砂散**　治鼻痔。

硇砂一钱　轻粉三分　冰片五厘　雄黄三分

共为末。用草梗咬毛蘸药,勤点鼻痔上,日五六次,自然渐化为水而愈。

陈氏**翠云锭**　治眼泡菌毒。

杭粉五两　铜绿一两　轻粉一钱

用黄连一两,同川米百粒,熬膏和药作锭,阴干。又治烂弦风眼,或暴赤肿痛者。

大全**清凉丸**　治眼泡菌毒。

当归尾　石菖蒲　赤芍各二钱　羌活五分　地肤子　生杏仁　川连各一钱　胆矾二分

共研粗末[1]，以大红绸包扎，如樱桃大，滚水浸泡，乘热蘸洗。

清溪**北庭丹** 点舌菌。

人中白 番硇各五分 溏鸡粪 瓦上青苔 瓦松各一钱

上用倾银罐子二个，将药装在罐内，将口封固，外用盐泥固济，以炭火煅红，俟三炷香为度，候冷开罐，将药取出，入冰片、麝香各一分，共研细末。用瓷针破舌菌，用丹少许点上，再以蒲黄盖之。

蛤粉散 湿热痛疮，以此掺之。

蛤粉 轻粉 白及 冰片

大全**鹅黄散** 治坐板疮。

绿豆粉一两 黄柏三钱 轻粉三钱 滑石五钱

陈氏**太乙膏** 一切痈疽疮疡，提脓生新，神效。

生地 土木鳖 元参 赤芍 大黄 白芷 当归各五钱 肉桂二钱五分 乳香

---

[1] 末：原无，诸本同，据文义补。

没药各二钱　阿魏一钱　轻粉一钱五分　血余一团

用麻油一斤,入药熬枯,滤去渣,下血余再熬枯,去渣,将①炒过净东丹六两,搅匀,看老嫩适中,方下阿魏、乳、没、轻粉,搅匀摊贴。

黄连膏　治足三阴湿热,腿脚红肿,皮破脂流,类乎血风,浸淫不止,痛痒非常者。

先用桐油一斤,入锅熬,起白星为度,加黄蜡一两五钱,溶化,人研细炒黑大黄末一斤,搅匀,再入冰片二分,摊贴。

景岳**金黄散**　敷天泡湿热等疮。

滑石一两　粉甘草五钱

此方或加绿豆粉、枯矾,治湿热肥疮更妙。

景岳**托里散**　治一切疮毒,始终常服,不致内陷。

栝楼杵　当归酒拌　黄芪盐水炒　白芍

---

① 将:诸本同,据文义似当作"下"或"入"字。

甘草　熟地　花粉　银花　角刺

上用无灰酒煎服。

麦味地黄丸　治肾阴不足，火烁肺金，喘咳劳热，或有鼻衄、鼻渊等证。

麦冬　生地　茯苓　五味子　郁金　白芍　乌药　丹皮　泽泻　萸肉　山药　归身

上为末，炼蜜丸。每服五钱。

大全**红棉散**　治耳内生疮流脓，乃肝经郁火所结。

枯白矾二钱　胭脂棉一钱，煅存性

研匀。先用棉杖子搅去脓水，后蘸药掺入耳底，脓自干。又有加麝香少许者。

元戎**逍遥散**　治肝郁不舒，致成乳癖、乳岩、失营、瘰疬等证。

当归　白芍　白术　茯神　柴胡　甘草　薄荷

上姜水煎服。

千金苇茎汤　治肺痈。

苇茎　苡仁　桃仁　瓜瓣

陈氏**牛蒡子散** 治乳痈、乳疽,结肿疼痛,无论新久,但未成脓者服之。

牛蒡子 陈皮 山栀 银花 甘草 黄芩 花粉 连翘 栝楼仁 角刺 柴胡 青皮

水煎,加酒一杯服。

景岳**石膏散** 治阳明风热头痛,或孕妇乳房结核。

石膏 川芎 白芷等分

上为末。每服四钱,茶调下。

陈氏**托里消毒汤** 治痈疽已成,不得内消者,宜服此以托之。

人参 川芎 白芍 黄芪 当归 白术 茯苓 白芷 金银花 皂角刺 甘草 桔梗

延寿丹 治小儿脐风。

贝母 白芷 苡仁 车前子 川连 赤芍 木通 山栀

金匮**牡丹皮汤** 治肠痈脉迟而紧,未成脓,当服此以下其血。

大黄　芒硝　丹皮　桃仁　瓜子仁

_{歧天师}**七味神圣汤**　治骑马痈。

金银花　蒲公英　人参　当归　甘草　大黄　花粉

黄芪柴胡汤　治阴包毒。

黄芪　柴胡　丹皮　牛膝　丹参　黄芩　荆芥　防风　山栀

鸡子大黄丸　治毒浊下疳。

锦纹大黄_{一两,切片,晒干,研}

用鸡子雄七枚,捣丸。分三服,每日空心烧酒下。

_{陈氏}**凉血消风散**　治风湿浸淫血脉,致生疮疥,搔痒无度,及大人小儿风热,隐疹遍身雪片,斑点乍有乍无,并效。

当归　生地　防风　蝉蜕　知母　苦参　胡麻　荆芥　苍术　石膏　甘草　木通　牛蒡子

水煎服。

_{陈氏}**神应养真丹**　治厥阴经为四气所袭,脚膝无力,左瘫右痪,半身不遂,手足

顽麻，言语蹇涩，气血凝滞，遍身疼痛者，并服。

当归　川芎　白芍　天麻　羌活　熟地　木瓜　菟丝子

上为末，入地黄膏，加蜜丸。每服四钱，空心盐汤下。

四苓散　治同五苓。

即五苓去桂。

万应膏　即万灵膏。

口疳药　详冰青散内。

杀疳药　详冰青散内。

化脓生肌膏　即应用膏。

夹纸膏　即十层膏。

国老散　即用甘草一斤为末，每服三钱，酒下。

隔蒜灸法

用大蒜头去皮，切三分厚，安疮头上，用艾壮于蒜上灸之，五壮换蒜，或三五十壮，或至百壮，未成者即消，已成者亦杀其大势，不能为害。如疮大，用蒜捣烂摊患处，将艾铺上烧之，蒜败再换，其痛者灸至不痛，不痛者灸至痛，灸后仍服托里之剂。

神灯照法

雄黄　朱砂　血竭　没药各一钱　麝香二分

上研末，用棉纸卷为粗捻，约长尺许，每捻中入药三分，以真麻油润透，点灼疮上，须离疮半寸许，自红晕外周围徐徐照之，以渐将捻收入疮口，更须将捻猛向外提，以引毒气出外，自不内侵脏腑。初用三条，渐加至五七条，疮势渐消，可渐减之，随后用敷药。

桑枝灸法　治诸疮毒坚而不溃，溃而不腐，新肉不生，疼痛不止。

用桑枝燃着，向患处灸之，火尽再换，灸至片时为度。

家用膏丹丸散方

红升丹一名三仙丹　一切疮疡溃后，拔毒去腐，生新长肉。疮口坚硬，肉黯紫黑，用丹少许，鸡翎扫上，立刻红活。外科若无升降二丹,焉能立刻奏效?

水银二两　枪硝二两　白明矾二两

先将硝、矾研碎,放于铁锅内,中开低窝,以水银倾入窝内,将硝、矾盖之,用瓷碗盖合,以棉纸捻条捻碗口,再以盐泥封固,后将黄沙压住碗旁,露出碗底,以新棉花着碗底内,用铁砖压上。先用文火一炷香,烘烊硝、矾;次用武火一炷香,看碗底内棉花焦黑为度;如不焦,再炼半炷香。取下冷开,刮下之丹瓷瓶贮之,退火用。

一方有皂矾、雄黄、朱砂约各一两,名大升丹,力量尤大。

白降丹　凡痈疽无名大毒,每用少许,疮大者用六七厘,小者用一二厘,水调敷疮头上。初起者立刻起泡消散,成脓者腐肉即脱。拔毒消肿,诚乃夺命金丹也。

水银一两　火硝一两　白矾一两　白砒五钱　食盐一两　石青三钱　硼砂三钱　皂矾一两

用阳城罐一只,放微火上,徐徐挑药

入罐，化尽，微火逼令极干，所谓阴升之法，全在此刻；如火大则汞先飞走，如不干，则必倒塌无用，其难如此。

结胎后，以瓦盆一只，盛水半盆，将粗宫碗一只，覆合于水内，碗底上以三寸盆仰放；后再以阳城罐倒合于盆内，用好棉纸截寸许阔，以罐子泥、草鞋灰、光粉三样研细，以盐卤汁和炼极熟，于罐口合紧；一层泥，一层纸，糊五六层，候干，再将酱缸盖，量阳城罐之大小，中凿一洞，套于罐之半腰，恰盖着于盆口上；外用新瓦三片，铁丝扎紧，如烟通罐样；入炭，用武火二炷香，其丹即降于盆内，退火冷开，即名曰雪丹。

降药之神，不假刀砭，一伏时便见功效，胜于刀针之险多矣。

上降药法：痈疽初起，坚硬未成脓者，用水调一二厘，涂于疮顶上，不可贴膏药，少顷，即起一泡，挑破出水自消。

已成而内脓急胀，按之随手而起者，

此脓已熟矣。用水调一二厘，点正顶上，以膏贴之，一伏时，大脓自泄，不假刀针。

如阴疽根脚走散，疮头平陷，即用降丹七八厘，或分许，水调，扫于疮头坚硬处，次日即转红活，便是吉兆。

如疮毒内脓已成，久不穿溃者，只要出一小头，怕头出过大，可用棉纸一块，量疮大小，中剪一孔，以水润贴疮上，然后调降药，点放纸孔内，揭去纸，以膏贴之，则所出①之头不致过大。若疮小药大，反令痛伤胃口，燚及良肉，不可不知。

白降丹点在疮毒上，即追蚀毒气，有几分深，必追至病根方止，所以点后疼痛非常。若内脓已胀，皮壳不厚，点之便不十分痛楚。有用蟾酥化汁，调白降丹用，其疼稍减。

水炼降药法：新炼出白降丹研细，用元②色缎五寸，将降药筛匀，缎上卷紧，以

---

① 出：原作"降"，据文义改。

② 元：通"玄"，黑色。

麻线捆扎极紧,放瓦罐内,清水煮,约一伏时内换水三次,将缎卷取起,挂风处阴干,然后打开,以鸡翎扫下,瓷瓶收贮。凡治痈疽用之,并无痛楚。

应用膏 治疗、疽、流注、腿痈,穿溃者用此。

当归　连翘　白及　白蔹　大黄　山栀各八钱　官桂二钱　苍术　羌活　天麻　防风　黄芪　荆芥　川甲　甘草　芫花各六钱　方八①　蓖麻子　小生地各一两

用真麻油十斤,入药,文武火熬枯,滤去渣,再熬至滴水成珠,称每斤净油,春秋下润净东丹五两,冬四两,夏六两,收成膏后,下乳香、没药末各一两,搅匀摊用。

万灵膏 治一切无名肿毒,未成即消,已成即溃,并治一切寒湿之证。

生地　归身　川芎　苍耳子　大戟　尖槟　甘菊　蒲公英　生大黄　土槿

---

① 方八:龟甲之隐称,以其甲由八块方形甲版组成,故名。

皮　羌活　独活　红花　川乌　草乌
赤芍　紫草　香附　川椒　番木鳖　桂
枝　狗脊　泽兰　生姜　胡椒　附子
牙皂　白附子　荆芥　金银花　黄柏
山慈姑　生首乌　全虫　玄胡　僵蚕
百部　南星　白蒺藜　山甲　白芷　白
芥子　花粉　益母草　蛇床子　川牛膝
　黄芪　大枫子肉　细辛　苦参　龟板
　桑寄生　升麻　黄芩　胡麻　杜菖蒲
根　冬瓜皮　天麻　杨树须　闹阳花
茜草以上各五钱　土茯苓一两

用香油八斤，将前药入油，加嫩桑枝二三斤，熬药至枯，滤去渣，入后药：

松香四两　朴硝　雄黄　桂圆核灰
皂矾　牛皮灰　樟冰各五钱　麝香三钱　冰片三钱　龙骨五钱

再入东丹三斤，收成膏。

内伤膏　治内伤，腰疼足酸，寒湿流筋、流络、流注、鹤膝风、痹等证。

毛鹿角切，二两　乌药八两　红花二两

全当归切,一两二钱　木瓜一两　上官桂二两　生姜去毛,打,二两　秦艽二两　老鹳草二两　离乡草三两　虎骨酥炙,二两　商陆三两

用麻油十斤,浸药二十一日,煎枯,滤去渣,离火,入淘净飞丹六斤,收成膏,再入肉桂去皮,研末,二两,乳香、没药末各二两,麝香二钱,搅匀。用红布或青皮摊贴。

紫金膏　治痰核瘰疬。

官桂六两　生地十二两　秦艽五两　羌活三两　黄芩二两　防风三两　木通三两　川连一两五钱　当归九两　木瓜六两　白术三两　方八十二两　鳖甲六两　白芷三两　远志三两　大蜈蚣十五条　丹参五两　紫草十二两　毛慈姑五两　生甲片一两五钱　血余五两　茜草六两　商陆根三斤

上药俱囫囵,不切碎。加柳枝五两,桃枝五两,枣枝五两,桑枝五两,槐枝五两。

用真麻油二十斤,将前药浸十日,熬枯去渣,用净飞丹十五斤炒透收膏;再下

明乳香去油,研,五两,没药去油,研,五两。

肉桂膏 治一切寒湿痹痛、乳痰、乳癖、瘰疬等证。

川乌 草乌 海藻 当归 甘草 白及 甘遂 白芷 细辛 芫花 半夏 肉桂 红花 大戟 虎骨各七钱五分 麻黄一两 五倍子一两

用麻油二斤、青油一斤五两,入药煎枯,去渣;下净东丹炒一斤,收成膏;再下乳香去油,研、没药去油,研各一两,寸香研五钱,百草霜一两,搅匀。用红布摊贴。

紫霞膏 治老年结毒,穿溃不敛。

嫩松香六两 糠青研,二两 乳香去油,研 没药去油,研,各五钱

用麻油六两,熬至滴水成珠,下松香,再煎二三十沸,下糠青,再熬,自有紫色,离火,下乳香、没药。

白玉膏 治湿毒疮,白泡镰疮,烫伤等。收湿生肌长肉,甚效。

鲫鱼大者,两条 铅粉一斤 轻粉五钱

象皮烘研,一两　珍珠研,三钱

用麻油一斤,入鲫鱼,煎至枯,沥去骨,再煎一二十沸,离火少顷,然后下铅粉、轻粉、象皮末、珍珠末,搅匀成膏。

玉红膏　去腐生新。此外科收敛药中之神方也。

白芷五钱　甘草一两　归身二两　瓜儿血竭　轻粉各四钱　白占二两　紫草五钱

用麻油一斤,先将白芷、归身、甘草、紫草四味入油熬枯,滤去渣,复煎滚,下血竭,化尽,次下白占,微火亦化,退火,下轻粉,搅匀,倾入瓷罐内听用。凡用药将牙簪挑药,施于疮头上,以膏盖之。

千捶红玉膏　治湿毒流注,无名肿毒,未经穿溃者。

蓖麻子去壳　松香葱头汁煮,四两　南星研,五钱　半夏研,五钱　乳香去油,五钱　没药去油,五钱　银朱七八钱

捣成膏,看老嫩,以蓖麻肉增减,用布摊贴。

千捶绿云膏　治痰核甚效。

蓖麻子去壳　松香葱头汁煮,四两　海藻炙,研,五钱　昆布炙,研,五钱　南星研,五钱　半夏研,五钱　杏仁五钱　糠青研,一两

捣成膏。一方有乳香、没药各五钱。

十层膏　专治年久新起臁疮,已经去腐,生肌长肉,神效。

黄芩　黄柏　白芷各二钱　乳香去油,研　没药去袖,研,各二钱　血竭研,三钱　黄占一两　白占五钱　轻粉研,一钱　血余二钱　象皮炙,研,二钱　密陀僧研,一两　珍珠研,一钱

用麻油十两,先将芩、柏、芷三味入油煎枯,滤去渣;次下血余,煎枯,去血余;再下黄占、白占溶化;然后下乳、没、血竭、陀僧、轻粉、象皮、珍珠末,搅匀。将皮纸一张,分作六小张,以一张染膏提出,摊于台上,用手两面泥匀,再持一张,染膏如前法,摊在前一张上,共作十层。如遇臁疮,将此膏依疮大小剪下,扎于疮上,一日揭去一层,扎完疮愈,极妙神方也。

麻黄膏 治牛皮血癣，营枯血燥，遍体发癫发痒。

川连　黄芩　黄柏　紫草　麻黄各一钱　斑蝥七枚　小生地三钱

用雄猪板油十两，将上药熬枯，滤去渣，入黄蜡一两、白蜡五钱，烊化，再入蓖麻子肉、大枫子肉各一钱，捣烂如泥，调和离火，俟半冷后入：

雄黄三钱　樟冰二钱　生矾三钱　五倍子二钱　轻粉一钱　铜青二钱　东丹二钱　金底二钱

研细调匀，瓷碗收贮。不时频擦。

玉枢丹 治一切无名肿毒。

山慈菇有毛者佳，洗净，去皮，焙干，二两　川五倍捶破，洗刮内垢，焙干，二两　红牙大戟去芦、根，洗净，焙干，二两　大朱砂水飞，三钱　明雄黄水飞，三钱　麝香三钱　千金子去壳，草纸包，捶去油成霜，二两

各研极细，用糯米粥打和，分作四十丸。凡遇无名肿毒，或酒或米饮下一丸，

外即以清水磨涂,神效。

黎洞丹 治一切跌打损伤,并可磨涂诸肿。

血竭研末,三钱　牛黄一钱　阿魏三钱　天竺黄三钱　儿茶三钱　三七三钱　藤黄一钱五分　五倍子焙,三钱　乳香去油,二钱　没药去油,三钱　山羊血五钱　千金子去壳、油,三钱　朱砂二钱　冰片一钱

共研极细末,糯米糊丸,金箔为衣,每丸重一钱。陈酒送下一丸。

梅花点舌丹 治无名肿毒,未成即消,已成即溃。

蟾酥一钱　熊胆一钱　牛黄三分　麝香三分　雄黄三钱　血竭三钱　硼砂一钱　葶苈子三钱　沉香一钱　乳香去油,三钱　没药去油,三钱　冰片三分　朱砂三钱

共研极细末,即将蟾酥、熊胆酒化,捣丸,辰砂为衣。每服三分,葱头汤送下。

一方加蜗牛、轻粉、胆矾、铜绿。

西黄化毒丹 治疗疽火毒内陷,神识

模糊，不省人事者。

西黄一分　珍珠三分　血珀五分　胆星三分　辰砂三分

共为细末。均作三服，灯心汤下。

疮余化毒丹　治疗疽余火未清，艰于收口难敛者，以此化之。

滴乳石一钱　西黄一分五厘　珍珠四分　天竺黄六分　陈胆星一钱　血竭一钱　川连五分　朱砂一分

上为末，加灯心灰四分。每服三分，金银花汤下。

痘后化毒丹　治痘证后余毒走络，遍体发疡者。

西黄一分　药珠三分　血珀五分　灯心灰二分　胆星三分　冰片一分　天竺黄三分　甘草人中黄五分

共为细末。每服三分，金银花露调下。

猴疳化毒丹　治幼孩遍体胎火胎毒，臀赤无皮，音哑鼻塞，或赤游丹毒。

珍珠三分　血珀五分　飞滑石八分

上为末。每服三分,乳汁调下。

紫金锭　治一切风火肿痛。

大黄一两　降香屑五钱　山慈姑三钱　红牙大戟去芦、根,五钱　南星五钱　生半夏五钱　雄黄三钱　麝香三分　乳香去油,三钱　没药去油,三钱

共研极细末,以面糊打丸,捻锭子。鲜菊叶汁磨敷。

八将丹　一切疽毒不起,疔毒不透,腐肉不脱,用此提毒化毒,甚妙。

西黄三分　冰片三分　蝉蜕烘,七枚　大蜈蚣炙,七条　麝香三分　山甲炙,七片　全虫炙,七个　五倍子焙,三钱

共为细末。用少许掺于疮顶上,以膏盖之。

八宝丹　收口生肌长肉。

珍珠五分　血珀灯心同研,一钱　象皮切、烘,一钱　龙骨煅,一钱　辰砂一钱　乳香五分　没药五分　白及一钱

共研极细,瓷瓶密贮,待用。

十宝丹 又①。

琥珀五分 珍珠三分 乳香五分 没药五分 象皮五分 血竭五分 儿茶五分 龙骨一钱 辰砂五分 麝香一分

共为极细末,密贮待用。

生肌散 又。

珍珠生研,一钱 象皮烘,二钱 白蜡一钱 儿茶一钱 轻粉五分 铅粉五分 大冰片一分 瓜儿竭一钱 乳香箬上烘,一钱 没药箬上烘,一钱

共研极细末。先用猪蹄汤或浓茶洗净,用少许掺之。

珍珠散 止痛生肌收口。

珍珠生研,三钱 芦甘石煅,一两 石膏在童便内浸四十九日,朝晒夜露,不可经雨,煅研,一两五钱

共为极细末,掺之。

神妙生肌散 余腐未尽,而不收口者,用此。

---

① 又:指功效与上方同。

赤石脂　儿茶　海螵蛸　血竭　黑铅各一钱　硼砂生肌在此　乳香　没药各二钱　轻粉三分

先将黑铅加水银一钱同煎化,再将前药研细,入于铅汞内,研极细,掺之。

冰硼散一名金丹　吹喉间肿痛,或蛾痛。

硼砂二钱　风化霜二钱　僵蚕炙,三钱　薄荷叶一钱　生矾一钱　冰片五分　滴乳石三钱　人中白煅,三钱

共研极细,瓷瓶收贮。

风化霜法:将嫩黄瓜一条,挖去瓤,以银硝研细纳入,挂于檐下透风处,三日后,瓜皮上自有白霜钓出,拭下,以瓷瓶收贮待用。

冰青散一名碧丹　吹口糜疳腐,及烂头喉蛾、喉痹、喉疳、喉癣。

川连　儿茶　青黛　灯心灰各三分　西黄二分　冰片三分　人中白煅,五分

证重者,加珍珠。如痧痘后,牙龈出

血,或成走马疳毒,加糠青、五倍子、白芷末。

珠黄散 治烂喉疳肿腐,汤水难入者。并治远年烂喉结毒,腐去蒂丁,及幼孩口疳、口糜等证。

西黄一分 大朱砂一钱 珍珠三分 上滴乳石一钱 月石一分五厘 寸香三分 雄精一钱 儿茶一钱 大梅片二分 人中白煅,一钱五分

先将珠研极细,后入余药,俱研极细,瓷瓶收贮,勿令泄气。

珠宝散 治火烫灼伤,腐烂不堪者。

珍珠三分 西黄一分 铅粉五分 密陀僧一钱 熟石膏一钱 冰斤一分 大黄三钱 寒水石三钱 甘草人中黄三分

共为极细末,用鸡子清调敷。如湿烂无皮者,干掺。

阳铁箍散 此方遇阴证用之。

细辛半斤 川乌半斤 草乌半斤 官桂半斤 白芥子四两 川椒三两 降香末一升

陈小粉炒黑,研,十斤　　生半夏四两　　生南星四两

用葱头汁调敷四围,使不走散。

阴铁箍散　　此方遇阳证用之。

降香末半升　　大黄三斤　　乳香四两　　赤小豆三升　　没药四两　　黄芩八两　　方八一斤　　生南星四两　　山慈姑四两　　陈小粉炒黑,研,十斤

用窨醋调敷四围。

日用应酬围药

生南星半斤　　生半夏四两　　当归四两　　大黄四两　　陈小粉炒黑,十斤

火盛者用芙蓉叶汁、寒盛者用葱头汁调敷。

四黄散　　治一切白泡痛疮、湿疮、坐板、烫火等疮。

大黄一两　　黄柏一两　　黄芩一两　　川连五钱　　尖槟榔一两　　老松香一两　　熟石膏三两　　厚朴一两　　寒水石二两

共为细末,香油调搽。

紫灵散　治一切疥癞风癣,瘙痒难忍诸疮证。

牛烟膏一斤　松香二两　净东丹五两　黄芩四两　黄柏四两　樟冰二两　尖槟三两　西丁二两　明矾八两　铜坭三两　生大黄四两

共为末,用麻油调搽。

五香丸　治疥癞顽癣、肥疮、坐板疮,血热等疮。

杏仁去皮,三两　升药底一两　花椒炒,五钱　樟冰五钱　大黄一两　蛇床子一两　黄柏一两　西丁一两　大枫子肉三两

共研细末,将枫子肉、杏仁研和,再加油胡桃、雄猪板油,捣和为丸,如芡实大。遇疥疮顽癣,用夏布包药搽之。

万消化坚丸　治痈疽肿毒,立见奇功。孕妇忌服。

方八刮去皮,麻油熬至浮起,取出洗去油,晒干,研,二两　芫花炒至炭,五钱　甲片黄沙拌炒松,二两　川乌姜汁制炒,五钱　草乌姜汁制炒,五钱　乳香

去油,三钱　没药去油,三钱　当归二两　延胡二两　全虫酒洗,炒,二两

共为细末,面糊丸,如梧子大。每朝服十四丸,陈酒送下。

化坚丸　治肝经郁火,乳痰、乳癖,及颈项失营、马刀,郁痰瘰核。

大生地四两　川芎酒炒,二两　白芍酒炒,二两　川楝子连核打炒,二两　当归酒炒,二两　丹参酒炒,二两　牡蛎煅,三两　夏枯草烘,三两　花粉炒,二两　香附醋炒,二两　半夏炒,二两　石决明煅,三两　郁金炒,二两　青皮炒,二两　橘核炒,三两　全虫酒炒,一两五钱　沉香镑,研,五钱　茯苓二两　刺蒺炒,二两　土贝母去心,二两　延胡炒,二两　柴胡炒,五钱　苏梗粉一两　两头尖炒,三两

共为末,炼蜜丸。每朝服五钱,陈酒送下。

八反丸　治痰核瘰疬。

桂心　甘遂　细辛　归身　半夏　甘草　白芷　芫花　海藻　红花　全虫

牙皂　虎骨　白及　川乌姜汁制　草乌姜汁制,各一两

上各炒为末,用核桃肉泡去皮四两,乌梅净肉一斤蒸烂,明矾末八两,量加枣肉,共捣为丸。每服三钱,清晨夏枯草汤下。

五龙丸　治流注、腿痛之半阴半阳者,服之未成即消,已成即溃,并治鱼口、便毒。

山甲土拌炒　全虫酒拌炒　槐米炒　僵蚕炙　土贝母研,各等分

上为末,面糊捣丸。每服三钱,陈酒送下。

洞天救苦丹　治乳痰、乳癖未成岩者。

经霜楝树子炒,二两　白芷焙,一两　带子蜂房炙,一两　两头尖二两

上为末。每服二钱,砂糖调陈酒送下。

如无经霜楝树子,以川楝子代之;如

无带子蜂房,以蜈蚣七条代之。

虎潜丸　治阴寒鹤膝风。

西土① 豆腐煮一炷香　血竭等分

上为末,面糊捣丸。每服五分,陈酒送下。

九龙丹　泻一切下疳、鱼口、便毒、霉疮、广痘初起。

乳香去油　没药去油　诃子肉　血竭　儿茶各三钱

共为末,生蜜捣丸,如梧子大。空心陈酒送下七丸或九丸,服后不可食物,俟泻三五次后,然后食饭并肉以补之。

分清泄浊丸　治肝经湿火淋浊管痛,小溲不利,并治下疳湿烂火盛者。

生大黄切,晒干,一两　西珀镑,同灯心研,一钱

共研和,用鸡蛋清雄头七枚捣丸,均作三日服,空心烧酒送下。服后一时许,小水如金黄色。

---

① 西土:硫黄之俗名。

广毒至灵丹　治广痘霉癣，梅疮透顶，下疳结毒。

生大黄 晒,研,三两　　生川连 晒,研,五钱　　广珠 五钱　　黄芩 盐水炒,一两　　朱砂 三钱　　百部 盐水炒,一两　　核桃夹 盐水炒,一两　　肥皂夹灰 二两　　血余 二两　　骨余 土拌炒,五钱

陈酒泛丸。每日朝三钱，夜二钱，陈酒送下；不吃酒者，夏枯草汤送下。

增制史国公药酒方　治寒湿流经，历节风痹。

桂枝　秦艽　防风　牛膝　草薢　当归　虎骨　川芎　川断　杞子　红花　鳖甲　白茄根　豨莶草　老松节　五灵脂　嫩桑枝　樟木　杜仲　狗脊　独活　苡仁　蚕沙　五加皮　姜黄　甘草　槐枝　苍耳子　川乌　草乌　柳枝　海风藤

先将烧酒浸五日后，再入陈酒浸煮，不拘时饮之。

祛病延年药酒　治脱力劳伤。

大生地　当归　红花　乌药　刘寄奴　木香　赤芍　丹参　淮山药　川断　白芷　羌活　骨碎补　落得打　甘草　牛膝　枳壳　丹皮　破故纸　石兰　五加皮　白术　木瓜　秦艽　威灵仙　白芍　苏子　川芎　虎骨炙　葛根　延胡　自然铜煅　青皮　木通　杜仲　花粉

将陈酒浸煮，不拘时服。

太乙丹　专治一切痧证，山岚胀气，暑气恶心，肚腹疼痛等证。

广木香一钱　麝香三分　丁香一钱　茅术去皮毛，晒，一钱　沉香镑，晒，一钱　西黄三分　雄黄一钱二分

上为极细末。将熊胆一钱二分，蟾酥一钱，烧酒浸溶化，捣药为丸，如梧子大，朱砂为衣。

唐栖痧药方　治同前。

茅术三两　大黄六两　丁香六钱　麻黄三两六钱　天麻三两六钱　寸香三钱　蟾酥九钱

甘草二两四钱　雄黄三两六钱　辰砂三两六钱

共为极细末,将蟾酥烧酒化,捣药为丸,梧子大,朱砂为衣。

诸葛行军散　专治一切肚腹疼痛,恶心呕吐,身体烦晕胀满等证。

朱砂五钱　雄黄一两　月石三钱　枪硝三钱　寸香五分　冰片五分　西黄三分　飞金五十张

上共为细末,瓷瓶收贮。每遇痧证,用少许搐鼻。

和伤末药　治跌打损伤,闪气腰疼,伤筋伤骨。

归尾　延胡　紫荆皮　大茴香　川乌姜汁炒黑　草乌姜汁炒黑　甘草节　自然铜醋煅　红花炒　蒲黄　丹参　五灵脂陈酒飞　甘松　山柰　砂仁

上各二两,研末。每服一钱五分,重者二钱,轻者一钱,陈酒调,即以酒送下,尽醉为度。至重之伤,三服可愈。

大麻疯方

镇江丁参领染疯疾,得此秘传治之,痊愈。又以医治多人,无不取效如神。但患此证者,眉毛若尽脱落,即属难治。如眉毛未脱,虽手足骨节有塌损,皆可取效。若初起未深之证,百试百验。先服汤药四剂,每日一剂,服完,再吃丸药。

汤药方:陈皮　白芷　苦参　天麻　秦艽　川断　防风　荆芥　羌活　风藤　苡仁　牛膝　当归　海桐皮　苍术　木香　桂枝　连翘　甘草各一钱　黑枣一枚　生姜一片

水二碗,煎至一碗服,渣再煎二次服。

丸药方:每丸药一钱,加枫子膏春秋八厘,夏六厘,冬一分。

大胡麻一斤四两　小胡麻一斤四两　牛膝四两　白蒺一斤四两　苦参一斤　防风荆芥各八两　当归六两　苡仁四两　苍术六两　川断四两　近加小生地八两

共研细末,水泛丸。每日早、午、晚三服,每服三钱或二钱,照数加枫子膏,捻圆掺和，以尖茶送下。

枫子膏方：大枫子去壳取仁，铜锅内炒至三分红色、七分黑色为恰好，如太过无力，不及伤跟。炒后研成细膏，如红砂糖一样，用铜勺盛，向火上熬四五滚，倒在纸上，放于土地下，以物盖之，待用。如上面有霉，拭去，依法用。百日内切忌房事，切忌食盐，犯之不效；并忌食酱、醋、酒，一切鸡、鱼发风动火等物。

治疯药酒方 能治一切疯证。

当归五钱　大胡麻一两　杞子五钱　防风五钱　草薢五钱　白芍五钱　丹参七钱　海风藤五钱　香加皮五钱　荆芥五钱　杜仲五钱　牛膝一两　川芎五钱　赤芍五钱　甘草三钱　白芷三钱　真茅术五钱　生地二两　黄柏三钱　巴戟一两　秦艽一两　桑枝切断,四两

先用滴花烧二斤，先浸一日，后加原陈酒十五斤，冰糖四两，核桃肉八两，红枣四两，猪板油八两。用大口瓶一个，以麻

布袋将各药放入袋内扎紧,面糊封瓶口,浸三日,再隔汤煮二炷香为度,退火三日。早、晚服酒一杯。

治疯丸药方

大胡麻四两　苦参切,二两　羌活二两　石菖蒲切,二两　独活二两　白附子二两　防风二两　威灵仙切,二两　当归身二两　粉甘草切,二两

各药炮制称准,磨极细末,用酒糊为丸。每日清晨称准服二钱,陈酒送下。

白癜风搽药方　并搽汗癍。

白及晒干,三钱　陀僧二钱　雄黄二钱　白附子晒,五钱　硫黄二钱　朱砂二钱　雌黄五分　原寸香三分　顶梅片三分

共研极细末,用生姜蘸擦之。

退管丸药

炙蜂房研,一两五钱　真象皮炙黑,研,二两　粉儿茶研,四两　猪脚壳炙黑,一两五钱　明乳香去油,研,一两五钱　刺猬皮炙黑,一两五钱

生人脱①浸晒,炙黑,研,二两　胡连焙,四钱　黑没药去油,一两五钱　生矾研,二两　象牙屑焙黄研,六两　瓜血竭研,四两

上为细末,炼蜜、黄蜡熔化,打糊丸,梧子大。空心每服三钱,陈酒送下。

① 生人脱:即人指甲。

刘涓子鬼遗方

东晋·刘涓子　撰
南齐·龚庆宣　编
田代华　金　星　点校

内容提要

《刘涓子鬼遗方》为东晋·刘涓子撰著,南齐·龚庆宣编次。约成书于永元元年(499)。

本书为我国现存最早的外科专著。刘氏在吸收前代医家经验的基础上,结合自己平生的治验,详细论述了痈疽、疮疡、金疮、外伤等外科疾病的病因、证候、鉴别诊断和预后,对不同部位、不同阶段的痈疽病证做了全面的介绍。在内治方面,广泛运用了清热解毒、活血化瘀、托补内消、收敛生肌等方法;在外治方面,运用了针灸、薄贴、穿刺、引流、切开排脓等方法,充分反映了我国两晋南北朝以前的外科学成就,对后世外科学的发展产生了重要影响。唐代孙思邈的《千金要方》《二千金翼方》,王焘的《外台秘要》以及日本的重要医著<医心方)等书,均收录了本书的

大量内容。

由于本书成书年代较早,经过历代辗转传抄,不仅使部分内容散佚,而且在文字方面也存在大量误脱衍倒现象。为了尽可能恢复本书原貌,本次以人民卫生出版社1956年宋刻影印本为底本,对该书进行了重新校注整理,还收录了世传《刘涓子治痈疽神仙遗论》一书,辑佚了该书部分佚文,以满足广大读者的需求。

点校说明

《刘涓子鬼遗方》为东晋·刘涓子撰著,南齐·龚庆宣编次。因系刘涓子托名"黄父鬼"所遗,故又称《刘涓子方》或《鬼遗方》。

刘涓子,东晋著名外科医家,京口(今江苏镇江)人。曾随南朝宋武帝刘裕北征,有被创伤者,用药涂之即愈。元嘉二十年(443),居秣陵(今江苏南京),时秣陵令患背疽病重,刘与甘伯济共参为治得遂。龚庆宣,南朝齐梁间外科医家。建武二年(495)得《刘涓子鬼遗方》抄本,以其为草体书写,多无次第,乃于永元元年(499)将其整理编次,厘定为十卷。此本在《隋书·经籍志》《唐书·经籍志》和《新唐书·艺文志》中均有著录。但该书在后世流传过程中多有散佚,今存最早的版本为宋刻五卷本,亦有残缺。其他主要版本尚有：清·嘉庆五年（1800）扫叶山房刻本，《读画斋丛书》本；民国《三三医书》本，《中国医学大成》本，《丛书集成》本等，均属宋刻五卷本系统。1956年人民卫生出版社曾据宋刻本影印出版，1984年该社又出版了于文忠点校本。另外，世传尚有《刘涓子治痈疽神仙遗论》（或称《刘涓子神仙遗论》）一卷本，主要版本有陆心源《群书校补》本，中国中医研究院图书馆藏抄本等。日本方面尚有宝历丁丑（1757）刊《刘涓子鬼遗方》五卷本（附《神仙遗论》一卷），以及宽政丙辰（1796）刊《疮疡新书》五卷和《疮疡新书·附录》一卷（系《刘涓子鬼遗方》五卷本和《刘涓子治痈疽神仙遗论》一卷本改题而成）。

该书为我国现存最早的外科专著，基本上能反映我国两晋南北朝时期外科学的主要成就。其中，《刘涓子鬼遗方》的主要内容为：卷一论痈疽病因、病名、证候、鉴别诊断、预后等；卷二列金疮外伤及痈疽治方；卷三为痈疽、发背、妒乳等疮疡证治；卷四载黄父痈疽论及痈疽治方；卷五除论痈疽外，尚有热疮、鼻塞、竹木刺伤、汤火伤、灭瘢等治方。全书共收方140余首。《刘涓子治痈疽神仙遗论》主要论述了痈疽发背的病因、证候、决死生法、治方等。从该书现存的内容来看，其理论主要源于《灵枢·痈疽》篇，而对痈疽的辨证论治，则是在吸收前代医家经验的基础上，结合自己平生治验总结而成。全书对不同部位、不同阶段的痈疽病证及其治疗方法做了全面的阐述。如在内治方面，广泛运用了清热解毒、活血化瘀、托补内消、收敛生肌等方法；在外治方面，则运用了针灸、薄贴、穿刺、引流、切开排脓等方法。以上充分反映了我国古代外科学的突出成就。

本书对后世外科学的发展具有重要影响，如唐代孙思邈的《千金要方》《千金翼方》，王焘的《外台秘要》等书，其外科部分的内容多采本书；宋代以后的外科著作亦多以此书为根据。同时，该书对日本、朝鲜的外科发展也有重要影响，不仅曾作为学医的必读之书，且日本重要医著《医心方》也收录了本书的大量内容。

由于本书成书年代较早，因此，在流传过程中经过历代辗转传抄，不仅有部分内容散佚，而且现存本在文字方面也存在着大量讹脱衍倒现象。为了尽可能恢复本书原貌，以利于读者学习、研究和应用，故对此书进行了重新校注整理。

本次校注整理，《刘涓子鬼遗方》以人民卫生出版社1956年据宋刻影印本为底本；以清·嘉庆五年（1800）扫叶山房刻本（简称嘉庆本）、民国《三三医书》本、《丛书集成》本为对校本；以《灵枢经》（简称《灵枢》）、《千金要方》（简称《千金》）、《千金翼方》（简称《千金翼》）、《外台秘要》（简称《外台》）、《医心方》等为他校本。《刘涓子治痈疽神仙遗论》以《群书校补》本为底本;以日本宽政丙辰(1796)刊《疮疡新书·附录》《证治准绳·疡医》(简称《准绳·疡医》)为他校本。另外,二书并参考了人民卫生出版社1984年于文忠点校本。

本次点校的具体处理方法如下。

一、原书竖排改为横排。书中繁体字改为规范简化字。采用现代标点方法,对原文进行重新句读。凡书中用"右"字、"左"字代表上、下文者,按横排习惯改为"上"或"下"字,不出注。

二、对书中因写刻致误的明显错别字,如"已"作"巳"、"水"作"冰"、"缓"作"溄"、"若"作"苦"、"按"作"桉"、"脓"作"侬"、"未"作"末"、"尽"作"画"、"廑"作"尘"、"跌"作"跌"等,径改为正字,不出校。

三、对书中一些异体字、俗写字,如"刺"作"刘"、"肉"作"宍"、"麦"作"麦"、

"硇"作"硇"、"磁"作"磁"、"蛇"作"虵"、"豚"作"独"、"虻"作"蛋"、"疹"作"痳"、"桑"作"桒"、"妒"作"妬"等,均据前者律齐,不出校。

四、对书中一些古今字、通假字,如"脏"作"藏"、"仁"作"人"、"纳"作"内"、"疔"作"丁"、"敛"作"敛"、"樟"作"章"、"泻"作"写"、"茯"作"伏"、"斑"作"班"、"蝥"作"猫"、"茵"作"茵"、"栝"作"苦"、"翘"作"乔"、"野"作"冶"、"贴"作"帖"、"丸"作"元"等,予以径改,并在首见处注明。

五、凡底本与校本互异,若属底本虽误而未损文义者,为保持底本原貌,尽量不改动原文,只出校注明校本异文,并提出倾向性意见;若显系底本有误且有损文义者,则据校本刊正,并出校注明据校版本或他书;若难以判定是非或两义均通者,则出校并存,不改动原文,或提出倾向性意见;若属一般性虚词,或底本不误而显系校本有误者,则不予处理;若属小字误作大字,或大字误作小字者,则据校本或文义、文例予以校正,并出校注明。

六、凡底本与校本虽同,但文义未通,据文理、医理判定确属有误者,则据理予以校正,并出校注明校改的理由;若虽有疑问而难以断定是何错误者,则不妄改,只出校注明疑误的理由。

七、注释仅限于个别疑难字词,注音采用拼音与汉字直音相结合;释义以直译为主,不作考据与发挥。注释与校语统一编排序码。

八、本书卷四原缺5方,今据《肘后方》《千金》《外台》补入。未必即是,仅供参考。

九、《刘涓子鬼遗方》目录原散在各卷卷首,与正文标题互有出入,今统一移前,并据正文标题进行适当修改,重新编排。《刘涓子治痈疽神仙遗论》目录亦据正文适当精简,统一置于书前,不另加说明。为使正文内容清晰并便于编目,书中另加有部分标题,并用"[]"表明,以与原有文字区别。

十、本书在流传过程中多有散佚,为使读者获取该书的更多资料,今据《肘后方》《外台》《医心方》所引本书的内容,对今存《刘涓子鬼遗方》中未有的部分方剂进行了辑佚,兹附于书后,以供参考。

本书成著较早,文简意赅,且多舛乱,校注非易。由于我们水平有限,所校所注未必尽是,疏漏之处在所难免,祈望同道示教。

点校者
2003年3月于泉城

刘涓子鬼遗方　序

　　昔刘涓子,晋末于丹阳郊外照射,忽见一物,高二丈许,射而中之,如①雷电,声若风雨,其夜不敢前追。诘旦,率门徒子弟数人,寻踪至山下,见一小儿提罐,问何往? 为我主被刘涓子所射,取水洗疮。而问小儿曰:主人是谁人? 云:黄父鬼。仍将小儿相随,还来至门,闻捣药之声,比及遥见三人,一人开书,一人捣药,一人卧尔。乃齐唱叫突,三人并走,遗一卷《痈疽方》并药一臼。时从宋武北征,有彼②疮者,以药涂之即愈。论者云③:圣人所作,天必助之,以此天授武王也。于是用方为治,千无一失。姊适余从祖叔,涓子寄姊书具叙此事,并方一卷。方是丹阳白薄纸本写,今手迹尚存。从家世能为治方. 我而不传。孙道庆与余

　　① 如:据后"声若风雨"文例,此前似脱一"光"字。

　　② 彼:嘉庆本,《三三医书》本,《丛书集成》本均作"被"。

　　③ 云:原无,据嘉庆书本、《三三医书》本、《丛书集成》本补。

邻居，情款异常，临终见语：家有神方，儿子幼稚，苟非其人，道不虚行，寻卷诊候，兼辨药性，欲以相传属。余既好方术，受而不辞。自得此方，于今五载，所治皆愈，可谓天下神验。刘氏昔既①龚方，故草写多无次第，今辄定其前后，蔟类相从，为此一部，流布乡曲，有识之士，幸以自防。

齐永元②元年太岁己卯五月五日龚庆宣撰③

道庆曰：王祖④刘氏有此鬼方一部，道庆祖考相承，谨按处治，万无一失。舅祖涓子兄弟自写，写称云无纸，而用丹阳录。永和十九

---

① 既：《三三医书》本、《丛书集成》本均作"寄"义胜。

② 永元：原作"永明"，嘉庆本同。考永明元年乃"癸亥"年，与后"己卯"年不合，故据《三三医书》本、《丛书集成》本改。

③ 龚庆宣撰：此4字原在序文前，今据《中国医籍考》移此。

④ 祖：嘉庆本同，《三三医书》本、《丛书集成》本均作"祖母"。

年①,资财不薄,岂复无纸,是以此别之耳。

① 永和十九年:考《中国历史纪年表》,南朝无"永和"年号,东晋穆帝有此年号(345—361),但仅十二年,亦不合。《丛书集成》本云:按永和只十二年,且去宋武甚远,疑"元嘉"之讹。考南朝宋文帝"元嘉十九年(442)"距龚庆宣撰次本书之"南齐永元元年(499)"为57年,与前"道庆祖考相承"似合。

目　　录

卷第一 …………………………………… 317
　[黄父痈疽论] ………………………… 317
卷第二 …………………………………… 335
　[金疮、痈疽、被打瘀血证治方] ………… 335
　　治金疮止血散方 …………………… 335
　　治金疮血肉瘘蝙蝠散方 …………… 335
　　治金疮肉瘘蒲黄散方 ……………… 335
　　治金疮箭不出白蔹散方 …………… 336
　　治金疮肠出小麦饮喷疮方 ………… 336
　　治金疮肠出磁石散方 ……………… 337
　　治金疮烦闷白芷散方 ……………… 337
　　治金疮有散石消石散方 …………… 337
　　治金疮烦痛当归散方 ……………… 337
　　治金疮闷绝琥珀散方 ……………… 338
　　治金疮筋急败弩散方 ……………… 338

治金疮内伤蛇衔散方················338
治金疮中筋骨续断散方 ·············339
治金疮烦疼麻黄散方················339
治金疮烦满白薇散方················339
治金疮去血当归散方················340
治金疮去血苁蓉散方················340
治金疮内塞泽兰散方················340
治金疮内塞黄芪散方················341
治金疮中䓖毒蓝子散方 ············341
治金疮大渴瞿麦散方················342
治被打腹中瘀血蒲黄散方 ·········342
治痈疽金疮续断生肌膏方 ·········342
治痈疽金疮生肌甘菊膏方 ·········343
治痈疽金疮生肌膏方···············343
治金疮腹内瘀血乌鸡汤方 ·········344
治金疮瘀血乌鸡汤方················344
治金疮瘀血桃核汤方················345
治金疮惊悸豚心汤方················345
治金疮痈疽生肉膏方················346
治被打瘀血白马蹄散方 ············346

卷第三 ····································347
[痈疽、发背、乳痈等证治方] ········347

治强壮热痛大黄汤方…………347
治痈疽兼结实淡竹叶汤方 …………347
治发背乳痈虚渴生地黄汤方………348
治发背乳痈淡竹叶汤方 …………348
治痈疽虚热生地黄汤方 …………349
治痈疽虚热大渴黄芪汤方 …………349
治发背生地黄汤方…………350
治痈疽内虚黄芪汤方…………350
治痈疽五味竹叶汤方…………351
治痈疽发背发乳脓后远志汤方……351
治发背发乳下不住白石脂汤方……352
治发痈疽取利竹叶汤方 …………352
治痈疽下后利小便竹叶汤方 …………353
治痈疽利后利小便竹叶汤方 …………353
治发背痈发乳兼味竹叶汤方………354
治发背已溃下不住白石脂汤方……354
治发背去脓虚惙黄芪汤方 …………355
治痈疽虚热生地黄汤方 …………355
治发背黄芪汤方…………356
治炎疽枳实汤方…………356
治肠痈大黄汤方…………357
治背上初欲作疹大黄汤方 …………357

治妇人妒乳辛夷汤方·················358
治妇人乳结肿黄芪汤方··············358
治痈肿热盛黄芪汤方················358
治痈疽去脓虚热内补黄芪汤方······359
治痈疽去脓虚满竹叶汤方···········359
治痈疽烦热增损竹叶汤方···········359
治痈疽坏后补塞黄芪汤方···········360

卷第四··································361

九江黄父痈疽论·······················361

释痈疽色诊···························370

相痈疽知是非可灸法··················372

相痈疽知有脓可破法··················373

[痈疽、疮疖、瘭疽等证治方]········374

治痈疽肿松脂贴方···················374
治痈疽肿松脂贴方···················374
治痈疽肿松脂贴方···················375
治痈疽极冷升麻薄方················375
治痈疽白蔹薄方·····················376
治痈疽始痛猪胆薄方················376
治痈肿热盛黄芪汤方················377
治客热郁积生疖黄芪汤方··········377
治痈未溃黄芪汤方···················378

治痈内补竹叶黄芪汤方 …… 378
治补度冷下赤石脂汤方 …… 378
治取冷过寒下温中汤方 …… 379
治断下补胃附子汤方 …… 379
治痈疮恶疮猪蹄汤洗方 …… 379
治痈疽肿坏多汁猪蹄汤方 …… 380
治肘疽方 …… 380
治痈疽最脓增损散方 …… 381
治痈消脓木占斯散方 …… 381
治发背发房木占斯散方 …… 381
治诸痈疽疮疼瞿麦散方 …… 383
治痈食恶肉散方 …… 384
治痈疽食恶肉散方 …… 384
治痈疽兑膏方 …… 384
治食肉青龙膏方 …… 385
治痈疽金疮生肉膏方 …… 386
治痈疽发坏黄芪膏方（原缺，新补）
…… 386
治瘭疽浸淫羊髓膏方（原缺，新补）
…… 387
治瘭疽赤焮拓汤方（原缺，新补）… 387
治瘭疽十指焮热猪蹄汤方（原缺，新补）

.... 387

治瘭疽多汁浸淫胡粉散方（原缺，新补）
.... 388

治丹痈疽始发燉热拓汤方 ……… 388

卷第五 ……………………………………… 389

[痈疽、诸疮、疥癣等证治方] ……… 389

治痈疽败坏生肉地黄膏方 ……… 389

治痈疽疮生肉黄芪膏方 ……… 389

治发背乳急痛生肉膏方 ……… 390

治痈肿坚强不消黄芩膏方 ……… 390

治痈疽止痛生肌鸥脂膏方 ……… 391

治痈疽金疮续断生肉膏方 ……… 391

治痈疽疮止痛甜竹叶膏方 ……… 391

治痈疽败坏生肉茼草膏方 ……… 392

治痈疽坏烂蛇衔膏方 ……… 392

治痈疽食肉膏方 ……… 393

治痈疽大黄食肉膏方 ……… 393

治痈疽食恶肉芦茹散方 ……… 394

治痈疽始作败坏发疮膏方 ……… 394

治久病疥癣恶疮膏方 ……… 395

治久病疥癣恶疮五黄膏方 ……… 395

治病疥癣恶疮水银膏方 ……… 395

治面䵟疱麝香膏方 …………… 396

治面皱疱木兰膏方 …………… 396

治被疱鸬鹚屎膏方 …………… 397

治发颓生发白芷膏方 ………… 397

治妇人乳肿痛丹参膏方 ……… 397

治头白颓经年五味子膏方 …… 398

治疽瘘病疥恶疮膏方 ………… 398

治久病疽诸疮野葛膏方 ……… 399

丹砂膏方三首 ………………… 399

赤膏治百病方 ………………… 402

治㿐疽丹砂膏方 ……………… 403

治㿐疽麝香膏方 ……………… 403

治疔肿生芎䓖膏方 …………… 404

治螵疽始发丹砂膏方 ………… 404

治风温病疽恶疮丹砂膏方 …… 405

治病疥癣恶疮丹砂膏方 ……… 406

治小儿头疮紫草膏方 ………… 406

治小儿热疮水银膏方 ………… 407

治火疮柏皮膏方 ……………… 407

治螵疽浸淫烂坏羊髓膏方 …… 407

治热毒疮升麻膏方 …………… 407

治热疮生地黄膏方 …………… 408

309

治恶疮皆烂雄黄膏方…………408

治病疽瘘水银膏方……………408

治痱瘰疬疮白蔹膏方…………409

治热痱瘰疬白蔹膏方…………409

治热疮生地黄膏方一…………409

治热疮生地黄膏方二…………409

治温热诸疮黄连膏方…………410

治热疮蛇床子膏方……………410

治热疮木兰膏方………………410

治热疮黄连膏方………………410

治灸疮甘草膏方………………411

治诸痈破后黄芪膏方…………411

治痈疽已溃白芷摩膏方………411

治诸疽疮膏方…………………411

治鼻中塞白芷膏方……………412

治竹木刺入手足羊屎膏方……412

治汤沃人肉烂坏术膏方………412

治火烧烂坏柏皮膏方…………413

又方……………………………413

治病疽疥癣恶疮芦茹膏方……413

治妇人妒乳生疮雌黄膏方……414

治诸恶疮麝香膏方……………414

治头疮恶疮骨疽牛屎熏方 ………… 414
治诸伤六物灭瘢膏方 ………… 415
《小品》灭瘢方 ………… 415
又方 ………… 415

跋 ………… 416

刘涓子治痈疽神仙遗论 ………… 420

辨痈疽 ………… 420
辨发背 ………… 421
辨腧法 ………… 424
决生死法 ………… 425
论人身不可患痈疽者七处 ………… 433
用药法 ………… 437
痈疽有三等 ………… 439
[痈疽证治方] ………… 444
治初患痈疖犀角饮方 ………… 444
排脓托毒棘针丸方 ………… 444
治痈水脓未尽干姜散方 ………… 444
治痈毒生肉平满金粉散方 ………… 445
治痈毒初觉未成解毒饮子 ………… 445
贴痈毒令内消金黄散 ………… 445
治痈疽发背初肿时方 ………… 446
治痈毒初生方 ………… 447

消痈疽并发背消毒方 …………… 447
治痈疽发背溃后宜用方 ………… 447
治发背赤热肿高乳香膏方 ……… 448
发背初起辨气毒属阴方 ………… 448
治痈破气虚内补顺气散 ………… 448
治痈疽肿软欲溃药贴方 ………… 449
治痈疽疮毒收毒驼脂膏方 ……… 449
痈疽疮肿收脓散固定方 ………… 450
治死肉臭秽猪蹄汤方 …………… 450
治破穴后水入疼痛出水方 ……… 450
蚀疮口黑烂死肉方 ……………… 450
将息法 …………………………… 451
针烙宜不宜 ……………………… 452
杂疗 ……………………………… 455
治一切丹毒金花散 ……………… 455
治痈疽毒结高肿托毒散 ………… 455
治发背不透脓溃脓散 …………… 456
治痈疽疼胀缩毒金粉散 ………… 456
治诸色疮肿安神散 ……………… 456
治发背内疼如刺调脓散 ………… 457
治发背疮口内满胜金散 ………… 457
治唇中心发毒槟榔散 …………… 457

治发背痈疽出脓涩肌散 …………… 457
治发背痈疽毒深正气顺胃散 ……… 458
治发背痈疽脓溃脾泄和气散 ……… 458
治发背痈疽脓尽肉满生肌青散子 … 458
治发背痈疽脓尽皮粘逼毒散 ……… 459
治发背初生热疼攻肿四虎散 ……… 459
治小儿疳毒肥疮热疮卓绝散 ……… 459
治男妇一切痈疽疖毒神效方 ……… 459
治初生痈疽发背神妙灸法 ………… 460
患痈疽草药 ………………………… 460
又方 ………………………………… 461
治刀斧打扑损伤见血白散子 ……… 461
解虫毒及一切毒灵丹 ……………… 461

附 录 …………………………………… 463

《刘涓子鬼遗方》辑佚 …………… 463

一、《肘后备急方》 ………………… 463

疗痈疽发坏生肉黄芪膏方 ………… 463
洗诸败烂疮赤龙皮汤方 …………… 463
治痈疽瘰疬核不消白蔹薄方 ……… 464
治发背欲死者方 …………………… 464
又方 ………………………………… 464
又方 ………………………………… 464

治疥癣 …………………………… 464

治一切疮肉出 ………………… 464

治鼠瘘方 ……………………… 465

又方 …………………………… 465

又瘘疮生肉膏 ………………… 465

二、《外台秘要》………………… 465

疗寒热瘰疬散方 ……………… 465

疗颈下瘰疬使消之方 ………… 466

灸瘰疬法 ……………………… 466

疗鼠瘘方 ……………………… 466

又方 …………………………… 466

又方 …………………………… 467

疗狼瘘空青主之商陆为佐散方 …… 467

疗鼠瘘狸骨主之知母为佐散方 …… 468

疗蝼蛄瘘苴子主之桔梗为佐丸方 … 469

疗蜂瘘雄黄主之黄芩为佐散方 …… 469

疗蚍蜉瘘礜石主之防风为佐散方 … 470

疗蛴螬瘘矾石主之白术为佐散方 … 470

疗浮疽瘘地胆主之甘草为佐散方 … 471

疗瘰疬瘘雌黄主之芍药为佐丸方 … 471

疗转脉瘘斑蝥主之白芷为佐丸方 … 472

疗鼠瘘诸恶疮方 ……………… 473

疗鼠瘘方 ····················· 473

又方 ························· 473

治瘘肿毒方 ··················· 473

又疗瘘方 ····················· 474

又疗瘘众方不差效验方 ········· 474

疗瘘生肉膏方 ················· 474

疗痈肿方 ····················· 475

疗痈肿有热黄芪贴方 ··········· 475

疗痈疖诸肿有热方 ············· 475

疗竹木刺不出方 ··············· 475

疗火烧人肉烂坏麻子膏方 ······· 475

疗火烂疮膏方 ················· 476

疗乳痈方 ····················· 476

三、《医心方》················ 476

治耳体隐疹发疮方 ············· 476

治白定方 ····················· 477

又方 ························· 477

治痈肿痛烦闷方 ··············· 477

治痈发背发房初起赤方 ········· 477

又方 ························· 477

又方 ························· 477

又方 ························· 478

又云欲使速溃方 …………………… 478

治痈疖虚肿方 ……………………… 478

治恶气肿毒五香丸方 …………… 478

治恶气肿毒五毒膏方 …………… 478

治恶脉肿毒汤方 ………………… 479

治恶脉肿毒升麻汤方 …………… 479

治蚯蚓瘘方 ……………………… 479

治恶创方 ………………………… 479

治卒发热创方 …………………… 480

治疽创方 ………………………… 480

治妇人阴蚀当归汤方 …………… 480

治女人交接辄血出方 …………… 480

卷第一

[黄父痈疽论]

黄父曰:夫①言痈疽,何以别之?岐伯答曰:荣卫稽留于经脉之中,久则血涩不行,血涩不行则卫气从之不通,壅遏不得行,火不止热胜②,热胜则肉腐为脓,然不能陷肤于骨,髓不为焦枯,五脏③不为伤,故曰痈。

黄父曰:何谓疽?岐伯曰:热气浮④

---

① 夫:《灵枢·痈疽》作"夫子"。

② 火不止热胜:《灵枢·痈疽》作"故热。大热不止"。

③ 脏:原作"藏",古今字,今以"脏"字律之,后不再注。

④ 浮:《灵枢·痈疽》作"淳"。

盛,当其①筋骨良肉无②余,故曰疽。疽上皮肉以坚③,上④如牛领之皮。痈者薄⑤以泽,此⑥其候也。

黄父曰:及如所说,未知⑦痈疽之性名,发起处所,诊候形状,治与不治,死活之期,愿一一闻之。岐伯曰:《痈疽图》曰:赤疽发额,不泻⑧,十余日死,其五日可刺⑨也。其脓赤多血死,未有脓可治。人年二十五、三十一、六十、九十五者,百

---

① 当其:《灵枢·痈疽》此前有"下陷肌肤,筋髓枯,内连五脏,气血竭"14字,其后有"痈下"2字。

② 无:此前《灵枢·痈疽》有"皆"字。

③ 皮肉以坚:《灵枢·痈疽》作"之皮夭以坚"。

④ 上:《灵枢·痈疽》作"状"。

⑤ 薄:此前《灵枢·痈疽》有"其上皮"3字。

⑥ 此:原作"背",据《灵枢·痈疽》改。

⑦ 知:原作"之",据《灵枢·痈疽》改。

⑧ 泻:原作"写",古今字,今以"泻"字律之,后不再注。

⑨ 刺:原作"刾",为"刺"之俗写字,今以"刺"字律之。后同。

神①在额,不可见血,见血者死②。

禽疽发如轸③者数十处④,其四日肿合,牵⑤核痛,其状若挛,十日可刺。其肉⑥发,身振⑦寒,齿如噤,欲痓⑧,如是者,十五日死。

杼疽发项⑨若⑩两耳下,不泻,十六日

① 百神:原脱,据后文例及《病源》卷三十二补。
② 人年二十五……见血者死:此数句为古人臆说,无科学道理,不可深信。后同。
③ 轸:通"疹"。
④ 处:原作"数",涉前"数"字致误,据《病源》卷三十二、《千金翼》卷二十三改。
⑤ 牵:《病源》卷三十二作"牢"。
⑥ 肉:《病源》卷三十二作"初",《千金翼》卷二十三作"内"。
⑦ 振:原作"核",据《医心方》卷十五改。《病源》卷三十二作"战"。
⑧ 痓:音义同"痉"。为颈项强直,角弓反张。
⑨ 项:原作"顶",形近致误,据《病源》卷三十三、《千金翼》卷二十三、《医心方》卷十五改。
⑩ 若:或者。

死,其六日①可刺。其色黑见脓而痛②者死,不可治。人年十九、二十三、三十五、三十九、五十一、五十五、六十一、八十七、九十九,百神在耳下,不可见血,见血者死。

丁疽发两肩,此起有所逐③,恶血结流④内外,荣卫不通,发为丁疽。三日身肿痛甚,口噤如痉状,十一日可刺。不治,二十日死。

蜂疽⑤发背⑥,起心俞,若连肩骨,二

①曰:原脱,据《三三医书》本、《丛书集成》本补。

②而痛:诸本及《千金翼》同。《病源》卷三十三作"如痛",《医心方》卷十五作"而腐"。按作"而腐"义胜。

③逐:指逐渐加重。

④恶血结:原作"恶结血流",据《千金翼》卷二十三乙正。按"流"通"留",停留。《病源》卷三十二、《医心方》卷十五正作"留"。

⑤蜂疽:《病源》卷三十二作"锋疽"。

⑥背:此前原衍"髀"字,据《病源》卷三十二、《千金翼》卷二十三删。者死。

十日不治死,八日可刺。其色赤黑,脓见青者死,不可治。人年一十八、二十四、三十五、六十七、七十二、九十八者,百神在肩,不可见血,见血

阴疽发髀若阴股,始发腰强,内不能自止①,数饮不能多,五日坚痛。不治,三岁而死。

刺疽发,起肺俞②,不泻,二十日死,其八日可刺。发而赤,其上肉如椒子者死,不可治。人年十九、二十五、三十三③、四十九④、五十七、六十、七十三、八十一、九十七,百神在背,不可见血,见血者死。

---

① 内不能自止:诸本同,义不可训,疑"内"为"痛"之误。

② 俞:此后《病源》卷三十二、《千金翼》卷二十三、《医心方》卷十五均有"若肝俞"3字。

③ 三十三:原作"三十九",据《病源》卷三十二、《千金翼》卷二十三、《医心方》卷十五改。

④ 四十九:原作"三十九",与前数同,据《病源》卷三十二、《千金翼》卷二十三、《医心方》卷十五改。

脉疽发颈项，如痛①身随而热，不欲动悄悄②，或不能食，此有所大畏，恐骇而不精③，上气嗽，其发引耳，不可以肿④，二十日可刺。不刺，八十日死。

龙疽发背，起胃俞若肾俞，二十日不泻死，九日可刺。不刺，其上赤下黑，若青脓黑⑤死，发血脓者不死。

首疽发背⑥，发热八十日，一方云八

---

① 如痛：《医心方》卷十五同，《病源》卷三十二作"始病"，《千金翼》卷二十三作"始痛"，义胜。

② 悄悄：沉静不欲动貌。《病源》卷三十二、《千金翼》卷二十三、《医心方》卷十五均作"悁悁"，忧虑之状，亦通。

③ 不精：精神不清静。

④ 肿：《医心方》卷十五作"动"，义胜。

⑤ 脓黑：《医心方》卷十五同，《病源》卷三十二、《千金翼》卷二十三均作"黑者"。

⑥ 发背：此2字原脱，据《病源》卷三十二、《千金翼》卷二十三补。《医心方》卷十五作"发热"。

九日①。大热汗头引身②尽。如噭,身热同同③如沸者,皮颇肿,浅刺之。不刺,二十日死。

荣疽④发胁,起若两肘头,二十五日不泻死,九日可刺。脓多赤白而⑤可治也。人年一岁、十六⑥、二十六、三十二、四十八、五十八、六十四、八十、九十六,百神在胁,不可见血,见血即死。

① 一方云八九日:此6字原为大字正文,今据文义及《医心方》卷十五改为小字注文。

② 身:原作"血",义不可训,据《病源》卷三十二、《千金翼》卷二十三、《医心方》卷十五改。

③ 同同:热盛貌,或即"腾腾"之借字。

④ 荣疽:《病源》卷三十二、《千金翼》卷二十三、《医心方》卷十五均作"侠荣疽"。

⑤ 脓多赤白而:此5字《病源》卷三十二、《千金翼》卷二十三、《医心方》卷十五均作"脓多白而无赤",且"脓"上有"发赤白间"4字,义胜。

⑥ 一岁、十六:《病源》卷三十二、《医心方》卷十五均作"一十六",《千金翼》卷二十三作"十六"。

行疽发如肿①,或后合相从,往来不可②,要其所在,刺之即愈。

勇疽发股,起太阴若伏鼠③,二十五日不泻死,其十日可刺。勇疽发脓青黑者死,白者尚可治。不可治④,人年十一、十五、二十、三十一、三十三、四十六、五十九、六十三、七十五、九十一,百神皆在尻尾,不可见血,见血者死。

撩⑤叔疽发背,热同同,耳聋,后六十日肿如聚水,其状若如此者可刺之。但出

---

① 如肿:诸本同,然非病位,疑为"两踵"之误。又《病源》卷三十二所论行疽与此不同,必古文错简。

② 不可:《千金翼》卷十三、《医心方》卷十五均无"不"字,连后读。

③ 伏鼠:《病源》卷三十二、《千金翼》卷二十三均作"伏兔"。

④ 不可治:《病源》卷三十二、《千金翼》卷二十三、《医心方》卷十五均无此3字,疑衍。

⑤ 探:《病源》卷三十二、《千金翼》卷二十三、《医心方》卷十五均作"标"。按"撩"与"标"通。

水后及有血出,即除愈也。不可治①,人年五十七、六十五、七十三、八十一、九十七者,百神在背,不可见血,见血者死。

痦疽发足跗若足下,三十日不泻死,其十二日可刺。痦疽者②,白脓不太多,其疮上痒,赤黑者,死不可治。人年十三、二十九、三十五、六十一、七十三、九十三,百神在足,不可见血,见血者死。

冲疽发小肠③,痛而振寒热,四日五日悄悄,六日而变,可刺之。不刺之④,五十日死。

敦疽发两指头若五指头⑤,七八日不

---

① 不可治:《病源》卷三十二、《千金翼》卷二十三、《医心方》卷十五均无此3字,疑衍。

② 者:此后《病源》卷三十二、《千金翼》卷二十三、《医心方》卷十五均有"发赤"2字,似是。

③ 小肠:《病源》卷三十二、《千金翼》卷二十三、《医心方》卷十五均作"小腹",为是。

④ 可刺之,不刺之:原作"刺之",文义不通,据《医心方》卷十五补改。

⑤ 两指头若五指头:《病源》《千金翼》同,《医心方》卷十五作"两手五指头若足五指头",义较明。

泻死,其四日可刺。其发而黑,拥者不堪①,未过指节可治。一方不呼为敦疽,恐是剌写②。《明堂》引为败疽。

疥疽发腋下若两臂、两掌中,振寒热而嗌干者,饮多即呕,心烦悄悄③,六十日而渐合者,如此可有汗,如无汗者死。一方云床疽。《明堂》亦引为床疽。

筋疽皆发脊两边大筋,其色苍,八日可刺。若有脓在肌腹中,十日④死。

陈干疽发两臂,三四日痛不可动,五十日身热而赤,六十日可刺。如刺无血,三四日病愈。

---

① 拥者不堪:《病源》卷三十二、《千金翼》卷二十三、《医心方》卷十五均作"痛不甚",为是。拥、痈,均与"臃"通,臃肿也。

② 剌写:意指书写之误。剌,书写,采录。

③ 悄悄:《病源》卷三十二、《千金翼》卷二十三、《医心方》卷十五均作"悁悁",义胜。

④ 十日:《千金翼》卷二十三、《医心方》卷十五均作"九十日"。

搔疽①发手足五指头起节,其色不变,十日之内可刺。过时不刺后为蚀,有痈在脉②腋,三岁死。

叔疽③发身肿,牵④核而身热,不⑤可以行,不可以屈伸,成脓刺之以除。

白疽发脾⑥,若肘后痒,自痛伤⑦,乃⑧

---

① 搔疽:《病源》卷三十二、《千金翼》卷二十三、《医心方》卷十五均作"蚤疽"。

② 脉:《病源》卷三十二、《千金翼》卷二十三、《医心方》卷十五均无此字。

③ 叔疽:《医心方》同,《病源》卷三十二、《千金翼》卷二十三均作"赤疽",上接前"赤疽"条,似是。

④ 牵:《病源》卷三十二、《医心方》均作"牢",《千金翼》卷二十三作"坚"。作"坚"义胜。

⑤ 不:此前《病源》卷三十二、《千金翼》卷二十三、《医心方》卷十五均有"不可以坐"4字,似是。

⑥ 脾:《医心方》同。《病源》卷三十二作"膊",似是。

⑦ 自痛伤:《病源》卷三十二、《医心方》卷十五均作"目痛伤精",似是。精,通"睛",指睛明,即瞳子也。

⑧ 乃:《医心方》同。《病源》卷三十二作"及"。

身热多汗,五六处有者①死。

心主②痈疽③,在股胫六日死,发脓血六十日死。

黑疽发肿,居背大骨上,八日可刺,过时不刺为骨疽。骨疽脓出不可止,壮热,碎骨,六十日死。

胁少阳有痈肿④,在颈八日死,发脓血者十日死。

仓疽发,身痒后痛,此故伤寒气入脏,笃发为仓疽,九日可刺之。不刺,九十日死矣。

腰太阳脉有肿⑤,交脉属于阳明,在

---

① 五六处有者:《病源》卷三十二、《医心方》卷十五作"五六处",《千金翼》卷二十三作"五六日",均无"有者"2字。

② 心主:《医心方》同。《千金翼》卷二十三作"手心主脉"。

③ 痈疽:《千金翼》卷二十三、《医心方》卷十五均作"有肿痛"。

④ 痈肿:《千金翼》卷二十三、《医心方》卷十五均作"肿痈"。

⑤ 肿:诸本同。据前后文例,此前疑脱"痈"字。

颈十日死,发肿①七十日死。

尻太阳脉有脓②肿痛,在足心少阳八日死,发脓血六十日死,或八十日死。

头阳明脉有肿痛,在尻六日死,发脓血六十日死。股太阴③有肿痛,在足太阳十七日死,发脓④血百日死。

肩太阳⑤脉有肿痛,在颈八日死,发脓血百日⑥死。足少阳脉有肿痛,在⑦胁八日死,发脓血六百日死。

---

① 发肿:《千金翼》卷二十三、《医心方》卷十五均作"发脓血",据前后文例,为是。

② 脓:《千金翼》卷二十三、《医心方》卷十五均无此字,疑衍。

③ 股太阴:《千金翼》卷二十三、《医心方》卷十五均作"股太阳",此后并有"脉"字,似是。

④ 脓:原作"肿",据《千金翼》卷二十三、《医心方》卷十五及前后文例改。

⑤ 太阳:此后《千金翼》卷二十三、《医心方》卷十五均有"太阴"2字。

⑥ 百日:《千金翼》卷二十三、《医心方》卷十五均作"四百日"。

⑦ 在:原作"有",据《三三医书》本、《丛书集成》本及《千金翼》卷二十三、《医心方》卷十五改。

手阳明脉有肿痛,在腋渊一岁死,发脓血①三岁②死。

黑疽发腋渊死。

黑疽发耳中如米大,此疽不治死。

黑疽发肩死。

黑疽发缺盆中,名曰伏疽,不治死。

赤疽发于髀枢③,半岁④可治,出岁死。

黑疽发肘上下,不死,可治。

髀解发⑤指,本黑头赤死。

---

①血:原脱,据《千金翼》卷二十三、《医心方》卷十五及前文例补。

②三岁:《千金翼》卷二十三、《医心方》卷十五均作"二岁"。

③髀枢:原作"脾",据《病源》卷三十二、《千金》卷二十三改。

④半岁:原作"半夜",《病源》卷三十二、《千金》卷二十三均作"六月",即"半岁",据改。

⑤发:原作"除",据前后文例改。《医心方》卷十五作"际",亦非。

赤疽①发掌中,不死可治。

赤疽发阴股,软可治,坚死。

黑疽发腓肠②死。

黑疽发膝膑③,软可治,坚不可治。

赤疽发掌中,不可治④。

黑疽发跗上,坚死。

足下久肿,痈色赤死。

痈高而光者,不大热,用薄。痈⑤其肉平平,无尖⑥而紫色者,不须治,但以黄芪并淡竹叶汤伸⑦其气耳。痈平而痛,用

---

① 赤疽:原作"黑疽",据《病源》卷三十二、《千金》卷二十三、《医心方》卷十五改。

② 黑疽发腓肠:原作"赤疽发肥肠",据《病源》卷三十二、《千金》卷二十三改。

③ 膝膑:原作"腖膑",据《病源》卷三十二、《千金》卷二十三、《医心方》卷十五改。

④ 不可治:《病源》卷三十二、《千金》卷二十三、《医心方》卷十五均作"可治"。

⑤ 痈:原作"雍",据前后文例改。

⑥ 尖:原作"异",据《千金》卷二十二改。

⑦ 伸:原作"申",古今字,今以"伸"字律之。后同。

八物黄芪薄,大痛七日,小痛五日;其自有坚强者①,宁生破。发背及发乳,若热,手近不得者,令人之热熟,先服王不留行散外散,外摩发背大黄膏。若背生,破无苦②;在乳者,熟之候,手按之若随手起,便是熟③。针法要著脓④,以意消息之,胸背不可过一寸;针良久不得脓,即以食肉膏、散著兑头,纳⑤痈口中;人体热气歇,服木占斯散⑥。五日后,痛欲差者,排脓内塞⑦散。

---

①者:原作"色诊",义不可训,据《千金》卷二十二改。

②苦:原作"善",据《千金》卷二十二改。

③熟:此后《千金》卷二十二有"须针之"3字,义顺。

④著脓:原作"脓看",义晦,据《千金》卷二十二改。

⑤著兑头,纳:原作"差瓮头肉",义晦,据《千金》卷二十二改。

⑥木占斯散:原作"木瓜散",考本书无木瓜散方,故据《千金》卷二十二改。

⑦塞:原作"寒",形近致误,据《千金》卷二十二改。

凡破痈之后,病人便连绵欲死,内寒外热①。肿自有似痈而非者,当以手按肿上,无所连,是风毒耳,勿针,可服升麻汤,外摩膏。破痈,口当令上留②三分,近下③一分,针惟令极热,便不痛。破痈后,败坏不差者,作猪蹄汤洗之,日再。夏④汤二日故可用,冬六七日,汤半剂亦可用。胸中痛,短气者⑤,当人暗⑥中,以手按左眼,视右眼⑦见光者,胸中结痈;若不见光者,熛疽内发。针伤脉,血不出,住实不泻,留

① 外热:原作"热",脱"外"字,据《千金》卷二十二补。又"热"后《千金》有"文阙"2小字注文,似是。

② 令上留:原作"合流下",义晦,据《千金》卷二十二改。

③ 下:原脱,据《千金》卷二十二补。

④ 夏:原作"下",据《千金》卷二十二改。

⑤ 胸中痛,短气者:原作"胸中断气,断气者",义晦,据《千金》卷二十二改。

⑥ 暗:此后《千金》卷二十二有"室"字,义较明。

⑦ 右眼:《千金》卷二十二作"若"。

成痈。肾①脉来者大渐小,阴结;若肌肉痹,痈疖为发,寸②口如此来大,如未③渐小矣。

有黑色者,是石硫黄毒。有赤色者,是丹砂毒。有青色者,是硇砂毒。有似盐颗者,是钟乳毒。有黄水者,是杏、桃仁④毒。有白水者,是附子、干姜毒。有脓者,热肉面等毒。硇砂发,白雄鸭顶上血一合已来,取黑铅汤一茶碗调服之,解。钟乳发,雄鸡肘上血一合,将铁粉汤一茶碗调服之,解。附子发,取附子皮三半⑤,豉半升相和,以水一升,煎约一茶碗服之,解。丹砂发,取黑铅、黄芪、防风、伏龙肝各半两,水一升,煎半茶碗,去滓服之,解。

---

① 肾:《千金翼》卷二十三作"凡脉来细而沉,时直者,身有痈疽",疑此有脱文。

② 寸:此前《千金翼》卷二十三有"寻"字。

③ 如未:《千金翼》卷二十三作"而",连上句读。

④ 仁:原作"人",假借字,今以"仁"字律之,后不再注。

⑤ 三半:疑为"两半"之误。

卷第二

[金疮、痈疽、被打瘀血证治方]

治金疮,**止血散方**。

乌樟①根三两　白芷一两　鹿茸二分,烧灰
当归一两　芎䓖一两　干地黄一两,切,蒸,焙
续断一两

上七味,捣筛令调,着血出处,即止。

治金疮血肉瘘,**蝙蝠消血散方**。

蝙蝠三枚,烧令烟尽,沫②下绢筛之。

以水服方寸匕,一日服令尽,当下如水,血消也。

治金疮肉瘘,**蒲黄散方**。

七月七日麻勃一两　蒲黄二两

上二物捣筛为散。温酒调服一钱匕,

---

① 乌樟:原作"乌章",乃"乌樟"之俗写,今正之。

② 沫:据文义,疑为"末"之误。

日五服,夜再两服。

治金疮箭在①肉中不出,出箭,**白蔹**②**散**方。

白蔹二两　半夏三两,汤洗七遍,生姜浸一宿,熬过

上二味为末。调水服方寸匕,日三服。若轻浅疮十日出,深二十日出,终不停住肉中。

治金疮中腹,肠出不能内之,**小麦饮喷疮**方。

取小麦五升,水九升,煮取四升,去滓,复以绵度滤之,使极冷。傍含喷之疮,肠自上渐渐人;以冷水喷其背,不宜③多人见,亦不欲令傍人语,又不可病人知;或晚未入,取病人席四角,令病人举摇,须臾肠便自人。十日之内不可饱食,频食而宜

---

① 在:原脱,文不相顺,据《千金翼》卷二十补。

② 白蔹:原作"白敛",今以"白蔹"律之,后不再注。

③ 宜:原作"中",义不相顺,据《证类本草》卷二十五改。

少。勿使病人惊,惊则煞①人。

治金疮肠出欲人,**磁石散**方。

磁石三两　滑石三两

上二物下筛,理令调,白②饮方寸匕,日五服,夜再服。

治金疮烦闷,止烦,**白芷散**方。

白芷二两　芎䓖二两　甘草二两,炙

上三味熬令变色,捣为散。水调服方寸匕,日五服,夜再服。

治金疮先有散石③,烦闷欲死,大小便不通。止烦、消血、解散,**消石散**方。

消石　泽泻　白蔹　芍药　寒水石　栝楼已上各一两

上六味捣筛为散。水服方寸匕,日夜各一服,或未通,稍增之。

治金疮不可忍,烦疼不得住,止痛,**当归散**方。

当归　甘草炙　藁本　桂心　木占

---

① 煞:同"杀",伤害。

② 白:原作"日",据《千金翼》卷二十改。

③ 石:原作"右",据诸本及《千金翼》卷二十改。

斯巳上各一两

上五味合捣筛,令调。水服半方寸匕,日三服,夜一服。

治金疮弓弩所中,闷绝无所识,**琥珀散**方。

琥珀随多少,捣筛。以童子小便服之乃热,不过三服便差。

治金疮弓弩所中,筋急屈伸不得,**败弩散**方。

干地黄十分　干枣三枚　杜仲二分　当归四分　附子四分,炮　故败弩筋烧灰,取五分　秦胶五分①

上七味合捣筛,理令匀。温酒服方寸匕,日三服,夜一,增一至三。

治金疮内伤,**蛇衔散方**。

蛇衔　甘草炙　芎䓖　白芷　当归各一两　续断　黄芩　泽兰　干姜　桂心各三分　乌头五分,炮

上十一味合捣筛,理令匀。酒服方寸

---

① 秦胶五分:诸本无,据《千金翼》卷二十补。

匕，日三服，夜一服。

治金疮中筋骨，**续断散方**。

芎䓖一两半　干地黄二两　蛇衔二两　当归一两半　苁蓉一两半　干姜三分,炮　续断三两　附子三分,炮　汉椒三分,出汗,去目　桂心三分　人参一两　甘草一两,炙　细辛二分　白芷三分一本用芍药一两半

上十四味捣筛，理令匀。调温酒服之方寸匕，日三服，夜一服。

治金疮烦疼，**麻黄散方**。

麻黄六分,去节　甘草五分,炙　干姜三分　附子三分,炮　当归三分　白芷三分　续断三分　黄芩三分　芍药三分　桂心三分　芎䓖三分

上十一味捣筛，理令匀。调温酒服方寸匕，日三服，夜一服。

治金疮烦满，疼痛不得眠睡，**白薇散方**。

白薇　栝楼　枳实炒　辛夷去毛　甘草炙　石膏已上各一两　厚朴二分,炙　酸枣二

分,炙

上八味为末。调温酒服方寸匕,日三服,夜一服。

治金疮去血多,虚竭,内补,**当归散方**。

当归三分　芍药五分　干姜三分　辛夷去毛,二分　甘草三分,炙

上五味捣筛,理令匀。调温酒服方寸匕,日三服,夜一服。

治金疮去血多,虚竭,内补,**苁蓉散方**。

苁蓉　当归　甘草炙　芎䓖　黄芩　桂心　人参　芍药　干姜　吴茱萸　白及　厚朴炙　黄芪各一两　蜀椒三分,出汗,去目、闭口

上十四味筛,理令匀。调温酒服方寸匕,日三服,夜一服。

治金疮内塞,**泽兰散方**。

泽兰　防风　蜀椒出汗,去①目、闭口　石

---

① 出汗,去:原作"去汗",据前蜀椒修制法改。

膏末　附子炮　干姜　细辛　辛夷去毛,各二两　芎䓖三分　当归三分,炒　甘草四分,炙

上十一味筛,理令匀。调温酒服方寸匕,日三夜一。脓多,倍甘草;渴,加栝楼二分;烦,加黄芩二分;腹满气短,加厚朴二分;疮中血瘀,加辛夷一倍。

治金疮内塞,**黄芪散方**。

黄芪三两　芎䓖　白芷　当归　麻黄去节　鹿茸　黄芩　细辛　干姜　芍药　续断　桑虫屎已上各一两　附子半两,炮　山茱萸一两

上十四味①捣筛,理匀。调温酒服方寸匕,日三服,夜一服,渐可至二匕。

治金疮中莨药,解毒,**蓝子散方**。

蓝子五合　升麻八两　甘草四两,炙　王不留行四两

上四味捣筛,理令匀。调冷水服二方寸匕,日三夜二;及以方寸匕水和匀,涂疮

---

① 十四味:原作"十五味",与前药味不合,故据实际药味改。

上,毒即解去矣。

治金疮大渴,内补,**瞿麦散**方。

瞿麦　芎䓖　当归　甘草炙　干姜　桂心　续断　厚朴炙　白蔹　蜀椒去目、闭口,汗　辛夷去毛　牡蛎末　芍药　桔梗　干地黄　防风各三分　细辛二分　栝楼一分　人参三分

上十九味捣筛,理令匀。调温酒服方寸匕,日三夜一。或筋骨断,更加续断三分。

治被打腹中瘀血,**蒲黄散**方。

蒲黄一升　当归二两　桂心二两

上三味捣筛,理匀。调酒服之方寸匕,日三夜一。不饮酒,熟水下。

治痈疽金疮,**续断生肌膏**方。

续断　干地黄　细辛　当归　芎䓖　黄芪　通草　芍药　白芷　牛膝　附子炮　人参　甘草炙,各二两　腊月猪脂四升

上十四味㕮咀①,诸药纳②膏中,渍半日,微火煎三上③,候白芷色黄膏即成。傅疮上,日四五。膏中是猪脂煎。

治痈疽金疮④,止痛生肌,**甘菊膏**方。

莔草⑤　芎䓖　甘草炙　防风　黄芩　大戟已上各一两　生地黄四两　芍药一两半　细辛　大黄　蜀椒去目、闭口,汗　杜仲　黄芪各半两　白芷一两

上十四味㕮咀,以腊月猪脂四升,微火煎五上下,白芷候黄成膏。一方添甘菊二两。以傅疮上,日易两次。

治痈疽金疮,**生肌膏**方。

大黄　芎䓖　芍药　黄芪　独活

---

①㕮咀:药物修制法,原指咀嚼,后改为刀锉,使药物细碎。

②纳:原作"内",古今字,今以"纳"律之,后不再注。

③上:据前后文例,此后疑脱"下"字。

④痈疽金疮:原作"金疮痈疽",据本卷原目录改。

⑤莔草:莔,原作"茼",俗写字,今以"莔"字律之,后不再注。莔草,莽草之异名。

当归　白芷已上各一两　薤白二两,别方一两
生地黄一两,别方二两

上九味合薤哎咀,以猪脂三升煎三上下,白芷黄膏成,绞去滓用。磨①之,多少随其意。

治金疮腹内有瘀血,**乌鸡汤**方。

乌雌鸡一只　大黄三两　细辛三两　人参一两　甘草一两,炙　地黄三两　杏仁一两,去皮、双仁　蛀虫一两　当归二两　芍药一两　黄芩一两　桃仁二两,去皮,碎　大枣二十枚

上十三味,理乌鸡如食法,以水二斗煮鸡,取一斗;哎咀诸药,纳鸡汁中更煮,取三升,绞去滓,通②寒温。伤出困甚者,初服五合,以一日二次③,尽汤便应下。食之粥,慎食他物。

治金疮内有瘀血,未及得出,而反成脓,乌鸡汤方。

---

① 磨:通"摩"。

② 通:诸本同,据文义似当作"适",或形近致误。

③ 次:原作"夕",义不可训,据文义改。

乌鸡一只　白芷　麦门冬去心　甘草炙　芍药　当归已上各一两　桂心二两　瓜练二两

上八味,先理鸡如食法,以水二斗,煮取七升,㕮咀诸药,纳汁中更煮,取三升,去滓。服七合,日三,夜勿食。

治金疮有瘀血,**桃核汤**方。

䗪虫三十枚,熬　虻虫　水蛭各三十枚,熬　桂心二分　大黄五两　桃核五十枚,去皮,切

上六味㕮咀①,酒水各五升,合煮取三升,去滓。服一升,日三服。

治金疮惊悸,心中满满如车所惊怛,**豚心汤**方。

豚心一具　人参　桂心　甘草炙　干地黄　桔梗　石膏末　芎劳各一两　当归二两

上九味细切锉,诸药㕮咀,先以水二斗煮心,取汁八升,纳诸药,煮取一升。一

---

① 㕮咀:此 2 字原在"酒水各五升"后,今据文义、文例移此。

服八合,一日令尽。

治金疮、痈疽,**生肉膏方**①。

黄芪　细辛　生地黄　蜀椒_{去目、闭口,汗}②　当归　芍药　薤白　芎䓖　独活　苁蓉　白芷　丹参　黄芩　甘草_{已上各一两}　腊月猪脂_{二斤半}

上十五味㕮咀,以苦酒一升合渍诸药,夏一夜、冬二夜浸,以微火煎三上下③,候苦酒气尽④,成膏用之。

治被打腹中瘀血,**白马蹄散方**。

白马蹄烧令烟尽,捣筛。温酒服方寸匕,日三夜一。亦治妇人血疾,消为水。

---

①生肉膏方:本方即本书卷五"生肉黄芪膏方"去芎䓖。

②闭口,汗:原作"汗,闭口",据前蜀椒修治法乙正。

③下:原脱,据本书卷五"生肉黄芪膏"补。

④尽:原脱,据本书卷五"生肉黄芪膏"补。

卷第三

[痈疽、发背、乳痈等证治方]

治年四十已,还强壮,常大患热痈无定处,大小便不通,**大黄汤**方。

大黄三两 栀子五十个 升麻二两 黄芩三两 芒硝一两,别方二两

上五味切,以水五升,煮取二升四合,去滓,下消绞调。分温三服,快利①为度。

治发痈疽兼结实,大小便不通,寒热,已服五利汤②,吐出不得下,大渴烦闷,**淡竹叶汤**方。

淡竹叶切四升,去尖 栝楼四两 通草 前胡 升麻 茯苓 黄芩 知母 甘草

---

① 利:原作"痢",据《丛书集成》本及《千金翼》卷二十三改。后"竹叶汤"同。

② 五利汤:据《千金翼》卷二十三即前"大黄汤"。

炙　石膏末,已上各二两　生地黄十两　芍药一两　大黄三两　黄芪三两　当归一两半　人参一两

上十六味,先以水一斗六升煮竹叶,去叶取九升,纳诸药后煮取三升二合。分四服,日三夜一,快利便止,不必尽汤。汤尽不利,便合取利。

治发背、发乳,四体有痈疽,虚热大渴,**生地黄汤**方。

生地黄十两　竹叶四升　黄芩　黄芪　甘草炙　茯苓　麦门冬去心,已上各三两　升麻　前胡　知母　芍药各二两　栝楼四两　大枣二十枚,去核　当归一两半　人参一两

上十五味,先以水一斗五升煮竹叶,取一斗,去叶,纳诸药,煮取三升六合。分为四服,日三夜一。

治发背、乳痈,已服生地黄汤取利后,服此**淡竹叶汤**方。

淡竹叶四升　麦门冬去心　黄芪　芍药　干地黄　生姜已上各三两　前胡　黄芩

升麻　远志去心　栝楼各二两　大枣十四枚　当归一两

上十三味,先以水一斗八升煮竹叶,取①一斗,去滓,纳诸药,再煮取三升,分温三服②。上语煮竹叶、小麦,恐是麦门冬也,非小麦也③。

治痈疽虚热,**生地黄汤**方。

生地黄五两　人参　甘草炙　黄芪　芍药　茯苓各三两　当归　芎䓖　黄芩　通草各二两　大枣二十枚　淡竹叶切成三升

上十二味,先以水二斗煮竹叶④,取一斗五升,去滓,纳⑤诸药,再煮取四升八合。一服八合,日三夜再。能顿服为佳。

治痈疽内虚热,渴甚,**黄芪汤**方。

---

① 取:原作"及小麦",然本方组成无小麦,据前"生地黄汤"用法,当为"取"字之误,故改。

② 服:原作"分",据前后文例改。

③ 非小麦也:原作"是小麦也",与前句不协,故据文义改。《丛书集成》本作是"小麦非也"。

④ 竹叶:原作"了水",义不可训,据后"生地黄汤方"改。

⑤ 纳:原作"复",据后"生地黄汤方"文例改。

生地黄八两　　竹叶切成三升　　小麦二升　　黄芪　黄芩　前胡　大黄各三两　栝楼四两　通草　芍药　升麻　茯苓①　甘草　知母各二两　人参　当归各一两

上十六味,先以水二斗煮竹叶及小麦,取一斗二升,去滓,复煮诸药,取四升。分四服,日三夜一。小便利,除通草、茯苓,加麦门冬;腹满,加石膏三两;热盛,去人参、当归。

治发背②,**生地黄汤**方。

生地黄八两　　人参　甘草炙　芍药各二两　通草　茯苓　黄芪　黄芩各三两　淡竹叶切二升　大枣二十枚　当归　芎䓖各一两

上十二味,先以水三斗煮竹叶,取一斗,去滓,纳诸药,再煮四升。一服八合,日三夜再。若能每服一升佳。

治痈疽内虚,**黄芪汤**方。

黄芪　人参　甘草炙　芍药　当归

---

① 茯苓:原作"伏苓",今以"茯苓"。律之,后不再注。

② 发背:原脱"发"字,据文义及前后文例补。

生姜各三两　大枣二十枚　干地黄　茯苓各二两　白术一两　远志一两半

上十一味,以水一斗三升,煮取四升,去滓。分温四服。

治痈疽,**五味竹叶汤**方。

竹叶切,二升　五味子　前胡　当归　干地黄　人参各二两　小麦二升　黄芪　黄芩　麦门冬去心　生姜各三两　甘草一两半,炙　升麻一两　大枣十四枚　桂心半两

上十五味,先以水二斗煮竹叶、小麦,取一斗,去滓,纳诸药,煮取三升。分温四服,日三夜一。

治痈疽,发背、乳,大去脓后,虚惙①少气欲死,服此远志汤方。

远志去心　当归　甘草炙　桂心　芎䓖各一两　黄芪　人参　麦门冬去心,各三两　茯苓二两　干地黄二两　生姜五两　枣十四枚

① 惙(chuò 绰):疲乏。

上件十二味①,以东流水一斗,煮取三升二合。分温四服,日三夜一。

治发背、乳,下不住②,服此**白石脂汤**方。

白石脂四两　龙骨三两　当归　桔梗　女萎　黄连去毛　甘草已上各二两　白头翁一两　干姜三两

上九味,以水九升,煮取三升二合。分四服,下住便止,不必尽服。当下未即③,来日止。

治发痈疽取利,热小便退,不用食物,**竹叶汤**方。

淡竹叶切,三升　小麦二升　干地黄　人参　黄芩　前胡　升麻各二两　麦门冬去心　生姜　黄芪　芍药各三两　大枣十四枚　桂心半两　远志半两,去心　当归一两

---

① 十二味:原作"十三味",与前药味不合,故据实际药味改。

② 下不住:原作"下复柱",据后"白石脂汤方"及《三三医书》本改。

③ 即:此后据文义疑脱"止"字。

甘草炙①

上十六味切,先以水一斗八升煮竹叶、小麦,取一斗,去滓,纳诸药,又煮取三升。分二服,羸者分四服,日三夜一。

治痈疽取下后,热少退,小便不利,**竹叶汤**方。

淡竹叶切,三升　小麦三升　干地黄四两　黄芪　人参　甘草炙　芍药　石膏末　通草　升麻　黄芩　前胡各二两　大枣十四枚　麦门冬三两,去心

上十四味,先以水一斗六升煮竹叶、小麦,取九升,去滓,纳诸药,煮取三升二合。强即分三服,羸即四服,日三夜一。

治痈疽取利后,热小便不利,**竹叶汤**方。

竹叶切,三升　小麦二升　人参　黄芩　前胡　芍药　甘草炙　干地黄　当归　桂心各二两　黄芪三两　麦门冬三两,去心

---

① 甘草炙:本药原无用量,诸本同,疑脱。

龙骨三两,碎　牡蛎一两,末　赤蛸蛸①三十枚,炒　大枣十四枚,去核

上十六味,以水二斗煮竹叶、小麦,取一斗,去滓,纳诸药,煮取四升。分四服,日三夜一。

治发背痛及发乳,**兼味竹叶汤方**②。

淡竹叶切,三升　小麦三升　黄芪　黄芩　五味子　人参　前胡　干地黄　当归各二两　大枣十四枚　麦门冬二两,去心　升麻一两　桂心半两　甘草一两,炙　生姜三两

上十五味,以水二斗煮竹叶、小麦,取一斗,去滓,纳药,煮取三升。分温三服,一日服。

治发背已溃,而下不住,**白石脂汤方**③。

---

① 赤蛸蛸:药未详,一云长脚蜘蛛,一云螳螂子,即桑螵蛸。

② 方:原作"下",据本卷目录及《丛书集成》本改。

③ 白石脂汤方:按此方与前"白石脂汤方"主治、组成大同,仅少一味甘草,可以互参。

白石脂四两　龙骨三两　当归二两　桔梗二两　女萎　白头翁各四两　黄连二两　干姜三两

上八味，以水九升，煮取三升三合，去滓。服八合，日三夜一。

治发背已溃大脓汁，虚惵少气力，内补，**黄芪汤**方。

黄芪三两　干地黄　人参　茯苓各二两　当归　芍药　芎䓖　桂心　远志去心，各一两　甘草一两半　麦门冬去心，三两　生姜五两　大枣十四枚

上十三味，以水一斗，煮取三升二合，去滓。分温四服，日三夜一。

治痈疽内虚热，**生地黄汤**方。

生地黄五两　人参　甘草炙　芍药　茯苓　芎䓖　通草　黄芩　当归各二两　大枣二十枚　竹叶切，三升

上十一味①，以水三斗煮竹叶，取半，

---

①　十一味：原作"十二味"，与前组成药味不合，故据实际药味改。

去滓,纳诸药,煮取四升。分五服,日三夜二。能服一升可佳。

治发背,**黄芪汤**方。

黄芪　黄芩　远志　麦门冬去心,各二两　干地黄　人参　芎䓖　甘草炙　芍药　当归各一两　大枣二十枚　生姜五两　鸡䏶胵二具,勿去皮　桑螵蛸十四枚,炙

上十四味㕮咀,以水一斗,先煮取四升五合。一服九合,日三服,夜一服。

治炎疽①,**枳实汤**方。甘林所秘不得②。

枳实炙　夜干③　升麻　干地黄　黄芩　前胡各三两　犀角一两半　大黄二两半　麝香半两　一方用　甘草二两

上九味㕮咀,以水九升,煮取三升④。分温三服,须⑤差也。

---

① 炎疽:《千金翼》卷二十四称瘭疽。
② 不得:据《千金翼》卷二十四当作"不传"。
③ 夜干:射干之异名。
④ 三升:此2字原脱,诸本同,据《千金翼》卷二十四补。
⑤ 须:此后疑脱"臾"字。

治肠痈,大黄汤①。痈②之为病,诊小腹肿痞坚,按之则痛,或在膀胱左右,其色或赤或白色,坚大如掌,热,小便欲调③,时邑邑④汗出,时复恶寒。其脉迟坚者,未成脓也,可下之,当有血。脉数脓成,不可服此方。

大黄四两　牡丹三两　芥子半升　消石三合　桃仁五十枚,去皮,炒,切之

上五味㕮咀,以水六升五合,煮取一升⑤。分为两服,脓下。无者,下血大良。

治背上初欲作疹,便服此**大黄汤**方。

大黄三两　栀子一百枚,去皮　升麻　黄芩　甘草炙,各三两

---

① 大黄汤:《千金》卷二十三作"大黄牡丹汤"。

② 痈:此前《千金》卷二十三有"肠"字,义较明。

③ 欲调:《病源》卷三十三、《千金》卷地十三均铁"数似淋",义胜。

④ 邑邑:原作"色色",义不可训,乃形近致误,据改。邑邑,通"悒悒",愁冈不舒貌,引仲为郁滞不畅。《病源》卷三十三、《千金》卷二十三作"时",亦通。

⑤ 煮取一升:原脱,据《千金》卷二十三补。

上五味，以水九升，煮取三升半。分为三服，得快下数行便止。不下更服。

治妇人妒乳，**辛夷汤**方。

辛夷一升，去毛　大枣三十枚　桂长一尺　防风二分　白术①　甘草一尺，炙　生姜二分　泽兰一升，切

上八味切，以水一斗，煮取三升。分温三服。

治妇人客热，乳结肿，或溃或作痈，内补，**黄芪汤**方。

黄芪　茯苓各三两　芍药二两　麦门冬三两，去心　甘草二两，炙　厚朴一两，炙　人参三两　生姜四两　干地黄二两

上九味切，以水一斗二升，煮取三升。分五服，日三夜二②。

治痈肿，患热盛，**黄芪汤**方。

黄芪　麦门冬各③三两，去心　黄芩六分

---

① 白术：用量原缺，诸本同。

② 日三夜二：原作"日三夜一"，与前"分五服"数字不合，据前"黄芪汤"服法改。

③ 各：原脱，若无则前黄芪无用量，故据文例补。

栀子十四枚 芍药三两 栝楼二两 干地黄二两 升麻一两

上八味锉,以水一斗,煮取三升。分温三服。

治发痈疽,肿溃去脓多,里有虚热,**内补黄芪汤**方。

黄芪二两 茯苓 桂心 人参各二两 麦门冬三两,去心 甘草六分,炙 生姜四两 远志二两,去心 当归二两 五味子四两 大枣二十枚

上十一味切,以水一斗,煮取四升。分六服,日四夜二。

治痈去脓多,虚满上气,**竹时汤**方。

竹叶切,二升 半夏二两,汤洗 甘草二两,炙 厚朴三两,炙 小麦二升 生姜五两 当归一两 麦门冬二两,炙 人参 桂心各一两 黄芩三两

上十一味切,以水一斗半,先煮竹叶、小麦,取九升,去滓,又煮诸药,取二升。分温三服。

治痈疽肿,烦热,**增损竹叶汤**方。

竹叶一握,切　当归　茯苓　人参　前胡　黄芩　桂心　芍药各二两　甘草三两,炙　大枣二十枚　小麦一升　麦门冬一升,去心

上十二味切,以水一斗六升煮竹叶、小麦,取一斗一升,去滓,纳诸药,煮取三升。分服,日三。夜重,加黄芪二两;胸中恶,加生姜六两;下者,减芍药、黄芩各六分;如体强、羸者,以意消息之。

治痈疽坏①后,补塞去客热,**黄芪汤**方。

黄芪　生姜　石膏末　甘草炙　芍药　升麻　人参已上各二两　知母　茯苓各一两　桂心六分　麦门冬二两,去心　大枣十四枚　干地黄一两

上十三味切,以水一斗二升,煮取四升。分温四服,日三夜一。

---

① 坏:原脱,据本卷目录补。

卷第四

九江①黄父痈疽论

九江黄父问于岐伯曰：余闻肠胃受谷，上焦出气，以温分肉，而养骨节，通腠理。中焦出气如露，注②溪谷而渗孙脉③，津液和调，变化而赤为血。血和则孙脉④先满⑤，乃注络脉⑥，络脉皆盈，乃注于经脉⑦。阴阳已张，因息乃行，行有经纪，周有道理，与天合同，不得休止。切而调之，从虚去实，泻则不足，疾则气减，留则先

---

① 九江：此2字原脱，据本卷目录补。

② 注：此前《灵枢·痈疽》有"上"字。

③ 孙脉：原作"经脉"，据《灵枢·痈疽》改。

④ 孙脉：原作"乘脉"，据《灵枢·痈疽》改。

⑤ 满：此后《灵枢·痈疽》有"溢"字。

⑥ 络脉：原作"经络"，据《灵枢·痈疽》改。后络脉同。

⑦ 经脉：原作"经络"，据《灵枢·痈疽》改。

后①。从实②去虚,补③则有余,血气已调,形神乃持。余已知血气平与不平,未知痈疽之所从生,成败之时,死生之期,期有远近,何以度之,可知闻乎?

岐伯曰:经脉流行不止,与天同度,与地同纪,故天宿失度,日月薄蚀;地经失纪④,水道流溢,草萓不成,五谷不植⑤;经⑥路不通,民不往来,巷⑦聚邑居,别离异处。血气犹然,则言其故。

夫血脉荣卫,周流不休,上应星宿,下应经数。寒邪⑧客于经络之中则血泣,

---

① 疾则气减,留则先后:此8字原作"疾则气留",据《灵枢·痈疽》补。

② 从实:此2字原脱,据《灵枢·痈疽》补。

③ 补:此后原衍"实"字,据《灵枢·痈疽》删。

④ 地经失纪:原作"也经始纪",据《灵枢·痈疽》改。

⑤ 植:《灵枢·痈疽》作"殖",按2字古通。

⑥ 经:《灵枢·痈疽》作"径",按2字古通。

⑦ 巷:原作"庵",据《灵枢·痈疽》改。

⑧ 邪:原脱,据《灵枢·痈疽》补。

血①泣则不通,不通则卫气②归之,不得复反③,故痈肿。与寒气化为热,热胜则肉腐,肉腐则为脓,脓不泻则烂筋,筋烂则伤骨,骨伤则髓④消,不当骨空⑤,不得泄⑥泻,血⑦枯空虚,筋骨肌肉不得相亲⑧,经脉败漏,熏于五脏,五脏伤故死矣。

黄父曰:愿闻于痈疽之形与其期日⑨。

岐伯曰:略说痈疽,极者一十八种:痈发于嗌,名曰猛疽。猛疽不治,则化为脓,

---

① 血:原脱,据《灵枢·痈疽》补。
② 卫气:此2字原脱,据《灵枢·痈疽》补。
③ 反:原作"及",形近致误,据《灵枢·痈疽》改。
④ 髓:此前原衍"水"字,据《灵枢·痈疽》删。
⑤ 空:原作"肉",据《灵枢·痈疽》改。
⑥ 得泄:此2字原脱,据《灵枢·痈疽》补。
⑦ 血:原作"筋",据《灵枢·痈疽》改。
⑧ 亲:《灵枢·痈疽》作"荣"。
⑨ 其期日:《灵枢·痈疽》作"忌日名"。

脓塞其咽①，半日死。其化为脓②者，泻则已，含豕膏，无冷食③，三日而已。一方无冷食。

发于颈者，名曰天疽。其状痈大而赤黑，不急治④，则热气下入渊腋⑤，前伤任脉，内熏肝肺⑥，十余日死。

阳气大发，消脑留项⑦，名曰脑烁⑧。其色不乐，项痛如刺以针⑨，烦⑩心者不治。本作留字。

---

① 脓塞其咽：《灵枢·痈疽》作"脓不泻，塞咽"。

② 化为脓：原作"为"，脱"化""脓"2字，据《灵枢·痈疽》补。

③ 食：原作"泻"，据《灵枢·痈疽》补。

④ 治：原脱，据《灵枢·痈疽》补。

⑤ 腋：此前原衍"脉"字，据《灵枢·痈疽》删。

⑥ 肺：原作"脉"，据《灵枢·痈疽》改。"肺"后《灵枢》更有"熏肝肺"3字。

⑦ 留项：此;2字原脱，据《灵枢·痈疽》补。

⑧ 脑烁：原作"脑漯"，据《丛书集成》本、《灵枢·痈疽》改。

⑨ 针：原作"藏"，据《灵枢·痈疽》改。

⑩ 烦：原作"头乖"据《灵枢·痈疽》改。

发于肩及臑者,名曰雌痈①。其状赤黑,急治之。此令人汗出至足,不害五脏②。

发于腋下赤坚者,名曰米疽。治之③砭石,欲细④长,疏砭之⑤。或云涂豕膏,六日已⑥,勿裹。其疽坚而不溃者,马刀夹缨,乃⑦治之。

发于胸者,名曰井疽。其状如大豆,三四日起,不早治,下入腹,不治,十日⑧死。

---

① 雌痈:《灵枢·痈疽》作"疵痈"。

② 脏:此后《灵枢·痈疽》有"痈发四五日逞焫之"8字。

③ 之:此后《灵枢·痈疽》有"以"字。

④ 细:此后《灵枢·痈疽》有"而"字。

⑤ 砭之:此2字原脱,据《灵枢·痈疽》补。

⑥ 膏,六日已:原作"六膏日以",义不可训,据《灵枢·痈疽》改正。

⑦ 乃:《灵枢·痈疽》作"急"。

⑧ 十日:《灵枢·痈疽》作"七日"。

发于臆①者,名曰甘疽②。其状如榖实栝楼③,常④寒热,急治之,去其寒热⑤。不急治⑥,十岁死⑦,死后脓自出。

发于胁者,名曰改訾⑧。改訾者,女子之病也。久之,其疾大痈脓,其中乃有生肉,大如赤小豆,治之⑨,锉陵翘、草菱根⑩

---

① 臆:《灵枢·痈疽》作"膺"。

② 甘疽:原作"甘疸"据《灵枢·痈疽》改。

③ 栝楼:原作"萎瓜",据《外台》卷二十四改。

④ 常:此后《灵枢·痈疽》有"苦"字。

⑤ 热:原脱,据《灵枢·痈疽》补。

⑥ 不急治:此3字原脱,《灵枢·痈疽》同,据《甲乙经》卷十一第九下补。《病源》卷三十二、《千金翼》卷二十三作"不治"。

⑦ 十岁死:"十岁"疑误,《普济方》卷二百八十二作"十日"似是。

⑧ 改訾:《灵枢·痈疽》作"败疵"。后"改訾"同。

⑨ 治之:此2字原误窜在前"大痈脓"后《灵枢·痈疽》同,今据《甲乙经》卷十一第九下、《千金翼》卷二十三移此。

⑩ 陵翘、草菱根:《灵枢·痈疽》作"菱翘草根"。按陵翘,连翘菱角草根也。草菱根,菱角草根也。

各一升,水一斗①六升煮之,竭为三升,即强饮,厚衣坐釜上,令汗出至足已。

发于股阳②,名曰股瓮疽③。其状不甚变,而痈脓附④骨。不急治,四十日⑤死。

发于股阴,名曰赤施疽。不急治,六日⑥死。在两股之内,不治,六日⑦死。一方云十六日死。

发于尻,名曰兑疽⑧。其状赤坚大,急⑨治之。不速治,三十日死。

发于膝,名曰雌疽⑩。其状痈⑪色不

---

① 一斗:此2字原脱,据《灵枢·痈疽》补。

② 股阳:原作"股阳明",据《病源》卷三十二删"明"字。《灵枢·痈疽》作"股胫"。

③ 股瓮疽:《灵枢·痈疽》作"股胫疽"。

④ 附:《灵枢·痈疽》作"搏"。

⑤ 四十日:《灵枢·痈疽》作"三十日"。

⑥ 六日:《灵枢·痈疽》作"六十日"。

⑦ 六日:《灵枢·痈疽》作"十日"。

⑧ 兑疽:《灵枢·痈疽》作"锐疽"。按"兑"通"锐"。

⑨ 急:此后原误重"急"字,据《灵枢·痈疽》删。

⑩ 雌疽:《灵枢·痈疽》作"疵痈"。

⑪ 痈:此前《灵枢·痈疽》有"大"字。

变①,寒热而坚,勿破,破之死。须以手缓柔之②,乃破。

诸疽③发于节而相应之者,不可治之也。发于阳者,百日死;发于阴者,四十日④死。

发于胫⑤,名曰兔啮。其状赤至骨⑥,急治之,不治煞⑦人。

发于踝,名曰走缓。其状痈也,色⑧不变,灸⑨而止其寒热,不死。

---

① 变:原脱,据《灵枢·痈疽》补。

② 须以手缓柔之:《灵枢·痈疽》作"须其柔"。

③ 疽:此前《灵枢·痈疽》有"痈"字。

④ 四十日:《灵枢·痈疽》作"三十日"。

⑤ 胫:原作"脑",据《灵枢·痈疽》改。

⑥ 赤至骨:原作"疾赤至胃",据《灵枢·痈疽》改。

⑦ 煞:《灵枢·痈疽》作"害"。按煞,同"杀"。

⑧ 色:原作"急",据《灵枢·痈疽》改。

⑨ 灸:《灵枢·痈疽》作"数石其腧",《外台》卷二十四作"数灸"。

发于足上下①,名曰四淫。其状如②痈,不急治之,百日死。

发于足傍③,名曰厉疽④。其状不大⑤,初如⑥小指发,急治之,去其黑者。不消⑦辄益,不治,百日死。

发于足趾,名曰脱疽。其状赤黑,不死,治之⑧不衰,急斩⑨去之。治不去,必死矣。

---

① 下:原脱,据《灵枢·痈疽》补。

② 如:《灵枢·痈疽》作"大",《外台》卷二十四作"大如"。

③ 傍:原脱,据《灵枢·痈疽》补。

④ 厉疽:《灵枢·痈疽》作"厉痈"。

⑤ 不大:此2字原脱,据《灵枢·痈疽》补。

⑥ 如:原脱,据《灵枢·痈疽》补。《甲乙经》卷十一第九下、《千金翼》卷二十三、《外台》卷二十四均作"从"。

⑦ 消:原脱,据《灵枢·痈疽》补。

⑧ 不死,治之:《灵枢·痈疽》作"死不治,不赤黑,不死"。

⑨ 斩:原作"渐",据《灵枢·痈疽》改。

释痈疽色诊①

夫痈疽者,初发始微,多不为急,此实奇患,惟宜速治之。急治不若速,成病难救,以此致祸,能不痛哉!具述所怀,以悟后贤。谨按黄父痈疽论,所著缓急之处,生死之期如上②,别痈疽③之形色难易之治如下。僧纳私撰是用,非是先贤,恐后高雅,故记之名字,令惑之耳。

发皮肉,浅肿高而④赤,贴⑤即消,不治亦愈。

发筋肉,深肿下而⑥坚,其色或青或

---

① 释痈疽色诊:此5字原脱,据本卷目录补。

② 上:原为"有",《医心方》卷十五作"右",为是。右者,即前所论也。今以横排习惯改"右"为"上"。

③ 疽:原脱,据本节标题补。

④ 而:原作"之",据《千金翼》卷二十三、《医心方》卷十五改。

⑤ 贴:原脱,据《千金翼》卷二十三补。

⑥ 而:原作"之",据《千金翼》卷二十三、《医心方》卷十五改。

黄、白、黑,或复微热而赤,宜急治之。成消中伴①发附骨者,或未觉肉色②已殃者,痈疽之甚也。

凡发背,外皮薄为痈,皮坚为疽。如此者,多现先兆,宜急治之。皮坚甚大者,多致祸矣。

夫痈坏后有恶肉者,当③以猪蹄汤洗其秽,次傅食肉膏、散;恶肉尽,乃傅生肌膏、散,乃摩四边,令善肉速生。当须绝房室,慎风冷,勿自劳动,须筋脉复常,乃可自劳耳。不尔,新肉易伤,则重发,便益溃烂,慎之慎之。

---

① 伴:原作"半",音同形近致误,据文义改。伴,陪伴,引申为兼有。

② 肉色:原作"肉宍肉宍"据《千金翼》卷二十三改。按"宍"为"肉"之俗写,此因不明字义误注致衍。

③ 者,当:原作"当者",乃抄写误倒,据《千金翼》卷二十三已正。

相痈疽知是非可灸法

痈疽之甚,未发之兆①,饥②渴为始,始发之时③,或发白疽④,似若小疖,或复大痛⑤,皆是微候,宜善察之。欲知是非,重按其处,是便隐痛⑥,复按四边,比方得失。审定之后即灸,第一便灸其上二三百壮,又灸四边一二百炷⑦。小者灸四边,中者灸六处,大者灸八处,壮数、处所⑧不患

---

① 痈疽之甚,未发之兆:《千金翼》卷二十三作"痈疽之发,未是非"。

② 饥:原作"肥",据《千金翼》卷二十三、《医心方》卷十五卷改。

③ 时:原作"始",据《千金翼》卷二十三改。

④ 白疽:原作"日疽臭",据《千金翼》卷二十三、《医心方》卷十五改。

⑤ 痛:此后据《千金翼》卷二十三有"或复小痛,或发米粒白脓子"12字。

⑥ 痛:原脱,《医心方》卷十五作补。

⑦ 炷:《千金翼》卷二十三、《医心方》卷十五作"壮"。

⑧ 处所:《千金翼》卷二十三无此2字。

多也。亦应即贴①即薄,令得所即消,内服补暖汤、散。不已,服冷药,外即冷薄。不已,用热贴贴之,法开其口,泄热气。

相痈疽②知有脓可破法③

痈大坚者,未有脓。半坚薄④,半有脓。当上薄者,都有脓,便可破之。所破之法,应在下逆上破之,令脓得易出,用铍针⑤。脓深难见,上肉厚而生者⑥,火针。若外不别有脓,可当其上数按之,内便隐痛者,肉殊坚者,未有脓也。按更痛于前者,内脓已熟也。脓泄去热气,不尔长速,速即不良。

---

①贴:原作"怗",通假字,今以"贴"字律之,以后不再注。

②疽:原脱,据本卷目录补。

③法:原作"以未",据本卷目录改。

④薄:《千金翼》卷二十三作"半软者"。

⑤铍针:原作"排针",据《千金翼》卷二十三改。铍针末锐如剑锋。

⑥者:原作"肉",据《千金翼》卷二十三改。

[痈疽、疮疥、𤻍疽等证治方]

治痈疽肿，**松脂贴**方。

黄柏　芎䓖　白芷　白蔹　黄芪　黄芩　防风　芍药　蔄草　白腊　当归　大黄各一两　细辛二分　胚脂①三两　松脂二斤

上十六味②切，曝干极燥，微火煎三上下，手不得离，布绵绞去滓，贴之。

治痈疽肿，**松脂贴**方。

当归　黄芪　黄连　芍药　黄芩　大黄　腊蜜　芎䓖各一两　松脂一斤半，陈　胚脂一合半

上十味细切，合煎，微火三上下，膏成，棉布绞去滓，向火涂纸上贴之。

---

① 胚(ōu 欧)脂：腊月取猪脂置瓦器中，埋地百日而成。

② 十六味：按本方药物组成仅十五味，《千金翼》卷二十三本有"黄连"，共十六味，疑此脱。

治痈疽肿①,**松脂贴**方。

松脂一斤　大黄三分　胆脂一两　细辛半分　黄芩一分半　防风半分　白芷　白蔹　芎䓖　当归　芍药　茵草　黄连　白腊　黄柏各一分

上一十五味细切,曝令极燥,先煎脂、腊,下松脂烊尽,纳诸药,三②上下,候色足,绞以棉布水中。以新竹片上火炙之,施纸上贴之。此药大秘,实有奇效,不妄传之。

治痈疽极冷③,**升麻薄**方。

升麻一两　大黄一两　白蔹六分　黄芪一两　黄芩六分　白及一分,干者　牡蛎二分,粉　龙骨一两　甘草二分,炙　芎䓖一两

上十味筛,和以猪胆调。涂布,敷之痈上,燥易之。

---

① 肿:此字原在下"松脂贴"后,今据前二方文例移此。

② 三:此前据文例当有"麻"字。

③ 极冷:此2字原在下"升麻薄"后,今据前文例移此。

治痈疽①,**白蔹薄**方。

白蔹　大黄　黄芩各等分

上三味捣筛,和鸡子白,涂布上,薄痈上,干②燥辄易③之。亦可④以三指撮⑤,置三升水中,煮三沸,绵注汁,拭肿上数十过⑥,以寒水石末⑦涂肿上,纸覆之。燥复易,一易辄以煮汁拭之,昼夜二十易之。

治痈疽始一二日,痛微,内⑧薄令消,**猪胆薄**方。

黄芪　龙骨　青木香　栀子仁　羚

---

① 疽:脱,据本卷目录补。

② 干:原作"二",据《千金翼》卷二十三改。

③ 易:原脱,据《丛书集成》本、《千金翼》卷二十三补。

④ 可:此后原衍"治又"2字,据《千金翼》卷二十三删。

⑤ 撮:此后《千金翼》卷二十三有"药末"2字,义较明。

⑥ 过:《千金翼》卷二十三作"遍",义同。

⑦ 末:原作"沫",据《千金翼》卷二十三改。又《千金翼》"末"后有"和"字。

⑧ 内:诸本同,疑为"用"字之误。

羊角　干地黄　升麻　白蔹　大黄　黄柏　葳蕤　芎䓖　赤小豆　麻黄去节　黄连　犀角一两

上十六味各等分。捣筛，以猪胆调令如泥。以故布①，开口如小豆大，以泄热气。

治痈肿热盛，口燥患渴，除热止②渴，**黄芪汤**方。

黄芪　栝楼　干地黄　升麻各二两　麦门冬三两,去心　栀子二十枚　芍药三两　黄芩一两半

上八味，以水一斗，煮取三升。分温三服。

治客热郁积在内，或生疖，**黄芪汤**方。

黄芪二两　人参一两　芎䓖　当归　甘草炙,各一两　远志去心　干地黄各二两　大枣二十枚　生姜五两　麦门冬去心,五两

---

① 以故布：此3字义不明，必有脱文，据前"升麻薄方"，似当作"涂以故布薄之痈上"。

② 止：原作"上"，形近致误，据《丛书集成》本、《千金翼》卷二十三改。

上十味切，以水一斗二升，煮取三升。分温三服。

治痈未溃，**黄芪汤**方。

黄芪四两　甘草二两，炙　桂心三两　芍药　半夏　生姜各八两　饴一斤

上七味，以水七升，煮取三升。饴化，分三服。

治痈内补，**竹叶黄芪汤**方。

竹叶切，一升　黄芪四两　甘草二两　芍药四两　黄芩一两　人参二两　桂心一两，如冷用半两　大枣十二枚　干地黄二两　升麻三两　茯苓　生姜各一两

上十二味，以水二斗煮竹叶，澄清，取九升，纳诸药，更煮取三升。分温三服。

治补①度，冷下，**赤石脂汤**方。

赤石脂　人参　甘草炙　干姜各二两　龙骨一两，碎　附子大者一枚，炮

上六味切，以水八升，煮取二升半，去

---

① 补：据文义此前当有"痈疽"2字，此后当有"泻失"2字。

滓。分温三服,如人行十里进一服。

治①取冷过,寒下,饴见出②,**温中汤**方。

甘草六分,炙　干姜六分　附子炮,去皮六破,六分　蜀椒二百四十粒,去目、闭口者,出汗

上四味切,以水六升,煮取二升。分温三服。

治③断下,补胃,**附子汤**方。

附子二分,炮　当归　人参　黄连　甘草炙,各一两　干姜　桂心　芍药各二分　蜀椒出汗,去目、闭口④,半分

上九味,以水五升,煮取一升五合,去滓。分温二服。

治⑤痈疽及恶疮有恶肉,**猪蹄汤**

---

① 治:此后《千金翼》卷二十三有"痈疽"2字。
② 饴见出:《千金翼》卷二十三作"食完出"。
③ 治:此后当有"痈疽"2字。
④ 出汗,去目、闭口:原作"去汗、目、闭二",据蜀椒修制文例改。
⑤ 治:原作"及",据本卷目录及《丛书集成》本改。

洗方。

猪蹄一具，修如食法　白蔹二两　白芷二两
黄连一两　狼牙二两　芍药三两　黄芩
独活　大黄各一两

上九味，以水三斗煮猪蹄，取①一斗五升，去蹄，纳诸药，又煮取五升。洗疮，日四次，甚良。

治痈疽肿坏多汁，**猪蹄汤**方。

猪蹄一具，治如食法　芎䓖　甘草炙　大黄　黄芩各二两　芍药三两　当归一两

上七味，先以水一②斗五升煮蹄，取八升，去滓，纳诸药，更煮取三升，更去滓。及温洗疮上，日三。亦可以布纳汤中，薄疮肿上，燥复③之。

治肘疽方。

黄连　皂荚各等分，炙，去皮、子

上二味捣下④，和以淳苦酒，调令如

---

① 取：原脱，据《千金翼》卷二十三补。
② 一：原脱，据《丛书集成》本补。
③ 复：此后据文例有"易"字。
④ 下：此后据文义当有"筛"字。

泥,涂满肘,以绵厚薄之,日三易,良。

治痈疽最①脓,**增损散方**。

黄芪五分,脓多倍之　小豆一分,热、口干倍之　芎䓖二分,肉未生倍之　白蔹三分,有脓疮不合倍之　栝楼三分,若小便利倍之

上六味捣筛令细。酒调温服方寸匕,日三。

治痈,消脓,**木占斯散方**。

木占斯　桂心　人参　细辛　败酱　干姜　厚朴　甘草炙　防风　桔梗已上各一两

上十味捣筛,酒服方寸匕。入咽觉流入疮中,若痛及疽灸②之不能发坏者,可服之。疮未坏,去败酱;已发脓,纳入败酱。此药时有化痈疽成水者,方正桂为异,故两存焉。

治发背及妇人发房并肠痈,**木占斯**

---

①最:音义同"撮"。

②灸:原作"亦",据《千金翼》卷二十四"占斯散"用法改。

散①方。

木占斯　厚朴炙　甘草炙　细辛　栝楼　防风　干姜　人参　桔梗　败酱 已上各一两

上十味捣筛，清酒服方寸匕，日七夜四，以多为善。败酱，草名也。病在上者当吐，在下者当下脓血，此谓肠痈之属也。诸病在里，惟服此药，即觉有力，及痛疽便即不②痛。长服治诸疮及疽、痔疮已溃，便即早愈。凡俗流医不知用此药。发背有不善而渴，便勤服之，若药力行，觉渴止③，便消散；若虽已④坏，终无苦，但昼夜

---

①散：原脱，据本卷目录及《丛书集成》本补。

②不：原作"复"，据《千金翼》卷二十四"占斯散"用法改。

③止：原作"心"，据《千金翼》卷二十四"占斯散"用法改。

④已：原作"服"，据《千金翼》卷二十四"占斯散"用法改。

服勿懈也。服①此药消散，不觉肿去时即愈。或长服，即去败酱。偏治妇人乳肿、诸产疵，速愈，良。又云：惟服有异，始觉背有不善之也。

治诸痈疽已溃、未溃，疮中疼痛，脓血不绝，**瞿麦散**方。

瞿麦　白芷　黄芪　当归　细辛　芍药　薏苡仁　芎䓖　赤小豆末,各一两

上九味，先以清酒渍②小豆，出③于铜器中，熬令干，复渍，渍④后复熬，五过止，然后治末，合捣筛。温酒服方寸匕，昼⑤夜各五。三日后痛痒者，肌肉生⑥也。又

---

① 服：原作"发"，义晦，《千金翼》卷二十四"占斯散"用法有"服之肿自消散"，可知"发"乃"服"之误，故据改。

② 渍：各本无，据《千金翼》卷二十三补。

③ 出：据文义似当作"纳"。

④ 渍，渍：原作"溃，溃"，形近致误，据《丛书集成》本、《千金翼》卷二十三改。

⑤ 昼：原作"尽"，据《丛书集成》本改。《千金翼》卷二十三作"日"，义同。

⑥ 生：原脱，据《千金翼》卷二十三补。

方用苦酒渍小豆。多痛,倍瞿麦;疮口①未开,倍白芷;多脓,倍黄芪、薏苡仁、芍药等。

治痈,**食恶肉散**方。

藜芦一分半　珍珠一分半　石硫黄　雄黄　麝香各三分　马齿矾石熬　漆头芦茹各三分

上七味②捣筛③,粉疮上。亦可为膏,和敷疮上。

治痈疽,**食恶肉散**方。

雄黄一两　矾石一分,熬　芦茹一两

上三味捣筛,稍煮之,随用多少,不限一两。

治痈疽,**兑膏**方④。

---

① 口:原作"由",据《千金翼》卷一十三改。

② 七味:原作"九味",盖将"马齿"与"矾石""漆头""芦茹"误分所致,据《千金翼》卷二十三改。

③ 捣筛:原作"筛捣",乃抄刻误倒,据《千金翼》卷二十三乙正。

④ 方:原无,据本卷目录及《丛书集成》本补。

当归　芎䓖　白芷　松脂各二两　乌头一两　猪脂二升　巴豆一十枚,去心、皮

上七味咬咀,纳膏中,微火合煎三沸已,纳松脂,搅和相得,以棉布绞之,去滓,以膏著棉絮兑头尖①,作兑兑之。疮虽深,浅兑之,脓就兑尽,即生②善肉;疮浅者,不足兑,着疮中,日三,恶肉尽则止。

治③食肉,**青龙膏**④方。

白矾二两,火炼,末之　熟梅二升,去核　盐三合　大钱二十七枚

上四味,于铜器中猛火投之,摩灭成末,乃和猪脂捣一千杵,以涂疮上。甚痛勿怪。此膏食恶肉尽,复着可傅蛇衔膏涂之,令善肉复生。

---

① 尖:原作"丈",据《千金翼》卷二十三改。
② 生:原脱,据《千金翼》卷二十三补。
③ 治:此后据前后文例当有"痈疽"2字。
④ 青龙膏:原作"青膏",脱"龙"字,今据本卷目录及《丛书集成》本补。

治痈疽、金疮，**生肉膏方**①。

黄芪　细辛　生地黄　蜀椒　当归　芍药　薤白　白芷　芎䓖　丹参各一两　猪膏一升半，腊月者　甘草　苁蓉　独活　黄芩各一两

上十五味，以苦酒一升二合，夏月渍一宿，冬月二宿，微火煎三沸，煮酒气尽，成膏傅之。

治痈疽发，坏出脓血，生肉，**黄芪膏方**②。

大黄芍药黄芪独活　白芷芎䓖各一两　当归一两　薤白二两生地黄三两

上九味㕮咀，以盛煎猪膏三升煎三上下，以棉布绞去滓，用兑、摩，多少随意，常用之。

---

① 生肉膏方：本方因有脱文，其组成、用法原与后"黄芪膏方"合为一方，今据《外台》卷二十四补改。

② 黄芪膏方：本方主证、方名原脱，组成、用法误窜前"生肉膏方"，今据本卷目录并参《肘后方》卷五、《外台》卷二十四补正。

治瘭疽浸淫广大,**羊髓膏方**①。

羊髓二两　大黄　甘草炙　胡粉各二两

上四味㕮咀,以猪膏二升半合煎,微火三上三下,绞去滓傅,日四五。

治瘭疽浸淫,欲作未成,或如桃李核,或如鸡子,赤掀,拓汤方②。

甘草炙　黄芩　大黄　黄连　当归　芒硝各一两

上六味切,以水一斗煎取三升,绞去滓,铛中下芒硝一沸,搅之,贴布帛中,以拓肿上数百遍。

治瘭诸疽,十指焮热,**猪蹄汤**方③。

猪蹄一具,治如食法　大黄　白芷　芎䓖　黄芩　黄连　细辛　当归　藁本　藜芦炙,一本无　莽草　甘草各一两

---

① 羊髓膏方:本方原缺,今据《外台》卷二十四引本书补。

② 拓汤方:本方原缺,今据《外台》卷二十四引本书补。

③ 猪蹄汤方:本方原缺,今据《千金翼》卷二十四卷补。

上一十二味,以水三斗煮猪蹄,取一斗煮药,取五升洗渍疮。

治瘭疽多汁浸大,**胡粉散**①方。

四物捣散,筛以粉疮,日三,极验。

治丹、痈疽始发,焮热浸淫长成,**拓汤**方。

升麻　黄芩各三两　黄连　大黄各二两　当归一两　甘草一两,炙　芎䓖二两　芒硝三两　羚羊角屑一两

上九味㕮咀,以水一斗三升,煮取五升,绞去滓,还②铛中,纳芒硝,上火,搅令成沸,尽滓,稍分,适冷热,贴帛拓肿上数过,其热随手消散。王练甘林所秘,不传此方。

---

① 胡粉散方:本方原缺,目录作"粉散方",今据《肘后方》卷五引本书补。

② 还:原脱,据《肘后方》卷五补。

卷第五

[痈疽、诸疮、疥癣等证治方]

治痈疽败坏，**生肉地黄膏方**。

生地黄一斤　辛夷　独活　当归　大黄　芎䓖　黄芪　薤白　白芷　芍药　黄芩各二两　续断二两

上十二味切，以腊月猪脂四升，微火煎，白芷色黄膏成。绞去滓傅，日四。

治痈疽疮，**生肉黄芪膏方**。

黄芪　细辛　生地黄　蜀椒去目、闭口，汗　当归　芍药　薤白　白芷　丹参　甘草炙　苁蓉　独活　黄芩以上各一两　腊月猪脂一斤半

上十四味细切，以苦酒一升二合，夏即渍一夜①，冬二夜，微火煎三上下，酒气

---

① 夜：原作"日"，据本书卷二"生肉膏方"改。

尽,成膏傅之,极良。

治发背、乳,口已合,皮上①急痛,**生肉膏方**②。

丹参　防风　白芷　细辛　芎䓖　黄芩　芍药　甘草炙　黄芪③　牛膝　槐子　独活　当归各一两④

上十三味切,以腊月猪⑤脂五升,微火煎三上下,白芷黄膏成。病上摩,向火⑥,日三四。

治痈肿⑦坚强不消,不可用傅贴处,**黄芩膏**方。

---

① 上:原作"止",据《外台》卷二十四引本书改。

② 生肉膏方:《外台》卷二十四引本书作"生肉摩腕折丹参膏方"。

③ 甘草、黄芪:《外台》卷二十四引本书无此2味,有"大黄"。

④ 各一两:此3字原脱,据《外台》卷二十四引本书补。

⑤ 猪:原脱,据《外台》卷二十四引本书补。

⑥ 向火:《外台》卷二十四引本书作"不须向火"。

⑦ 痈肿:本卷原目录作"痈疽肿痛"。

黄芪　黄芩　芎䓖　白蔹　防风
茵草　白芷　芍药　大黄　细辛　当归

以上各一两

上十一味㕮咀,以猪脂四升,微火上煎一沸一下,白芷黄即成,膏成傅之。坚硬者,日可十易。

治痈疽,止痛生肌,**鸥脂膏**方。

松脂七两　芍药　当归　芎䓖　黄芩各一两　鸥脂七两　白蜡五两

上七味㕮咀,以腊月猪脂二升二合,微火煎一沸一下,三十过成,以摩于疮上。

治痈疽、金疮,**续断生肉膏**方。

续断　干地黄　细辛　当归　芎䓖　黄芪　通草　芍药　白芷　牛膝　附子炮裂　人参　甘草炙,已上各二两　腊月猪脂四升

上十四味㕮咀,著铜器中,下膏,诸药渍之半日,微火煎三上下,白芷候黄膏成。傅之疮上,日四五过良。

治痈疽疮,止痛生肉,**甜竹叶膏**方。

甜竹叶五两　生地黄四两　大戟二两　腊月脂四升　当归　续断　白芷　茵草　芎䓖　防风各二两　甘草一两半,炙　芍药一两半　蜀椒半两,去目、闭口,汗细辛　大黄　杜仲各半两　黄芪半两

上十七味㕮咀,以猪脂微火煎五上下,候白芷黄膏成。傅疮上,甚良。

治痈疽败坏,**生肉茵草膏方**①。

茵草　当归　薤白　黄芩　甘草炙,各二两　生地黄五两　白芷三两　大黄四两　续断一两

上九味㕮咀,以猪脂三升,微火煎三沸三上下,白芷黄膏成。傅疮,良。

治痈疽脓烂并小儿头疮,牛领马鞍革及肠中诸恶,耳聋,痛风肿脚疼,金木水火毒螫所中,众疮百疹,无所不治,**蛇衔膏方**。

蛇衔　大戟　大黄　芍药　附子炮　当归　独活　茵草　黄芩　细辛　芎䓖

① 方:原脱,据本卷目录及前后文例补。

蜀椒去目、闭口,汗　薤白已上各一两

上十三味㕮咀,以苦酒渍之,淹一夜,以猪脂二升半,微火煎三上下,膏成,棉布绞去滓。病在内,酒下弹丸①大。

治痈疽,**食肉膏**方。

松脂五两　雄黄别研　雌黄　野葛②皮各二两　猪脂一斤　漆头芦茹三两　巴豆一百枚,去皮膜、心

上七味,先煎松脂,水气尽下诸药,微火煎三上下,膏成,绞去滓,纳雄雌二黄,搅调。以膏著兑头,纳疮内,日方③六七。勿肉兼新,故初用病更肿赤,但用如节度,恶肉尽止,勿使过也。

治痈疽,**大黄食肉膏**方。

大黄附子　茵草芎䓖雄黄珍珠末各一两　白蔹　矾石　黄芩　漆头芦茹各

---

① 丸:原作"元",古通,今以"丸"字律之,后不再注。

② 野葛:原作"冶葛",乃"野葛"之俗写,本书亦作"野葛",今律之,后不再注。

③ 方:诸本同,疑"易"字之误。

二两　雌黄①一两

上十一味咬咀，六物以猪脂一升四合，微火煎三上下，去滓，纳芦茹、石末②，煎成膏。用③以涂兑头，傅疮中，须恶肉尽，勿使过也。

治痈疽，食恶肉，**芦茹散**方。

漆头芦茹　矾石　硫黄　雄黄已上各二分

上四味捣筛，搅令匀④。著兑头，纳疮口中，恶肉尽止，勿使过也。

治痈疽始作便败坏，**发疮膏**方。

羊髓一两　甘草二两　胡粉五分　大黄一两　猪脂二升

上五味切，合脂、髓煎二物令烊，纳甘

---

① 雌黄：原作"雄黄"，与前"雄黄"重出，据《丛书集成》本改。

② 去滓，纳芦茹、石末：原作"末芦茹下"，据《千金》卷二十二改。

③ 用：原作"中"，据文义改。

④ 匀：原脱，据文义文例补。

草、大黄,煎①三上下,去滓,纳胡粉,搅令极调。傅疮,日四五上。

治久病疥癣,**恶疮膏**方。

丹砂　雄黄　雌黄　乱发洗　松脂　白蜜以上各一两　芦茹漆头者,三两　巴豆十四个,去皮、心　腊月猪脂二升

上九味,先煎乱发,消尽,纳松脂,煎三上下成膏,绞去滓,末、茹纳膏中,煎搅极调。傅疮上,日三易之。

治久病疥癣、诸恶疮毒,**五黄膏**方。

雌黄　雄黄　黄连　黄柏　黄芩　青木香　白芷各二两　乱发一团,鸡子大　鸡舌香一两　狼跋子四十枚

上十味㕮咀,以苦酒半升渍诸药一夜,以腊月猪②脂三升先煎发一沸,纳诸药,三五沸止,绞去滓成膏。傅疮上,日五易之。

治病疥癣、恶疮,散热,**水银膏**方。

―――――――

① 煎:原脱,诸本同,据文义及前后文例补。
② 猪:原脱,据文义及前后文例补。

水银　矾石　蛇床子　黄连已上各一两

上四物两度筛,以腊月猪脂七合和,并水银搅令调,打数万①过,不见银,膏成,傅疮。若膏少益取。并小儿疮②良。

龚庆宣加芦茹一两。

治面䵟疮③,**麝香膏**方。

麝香二两　当归　附子　芎䓖　白芷　芍药以上各一两　细辛二合　杜衡二分

上八味㕮咀,以腊月猪脂一升二合,煎诸药三上下,绞去滓;别末研麝香,安膏中搅令调。傅疮上,日三易之。

治面皶④,**木兰膏**方。

木兰　防风　白芷　青木香　牛膝　独活　藁本　当归　芍药　杜衡　辛夷　芎䓖　细辛各一两　麝香一分　附子二分,炮

---

① 万:原作"方",据《丛书集成》本改。

② 疮:此前《肘后方》卷五有"头"字。

③ 䵟(gān 甘)疮:指面部黑斑及小疙瘩。

④ 皶(zhā 渣)疮:面部所生含有白色脂肪质的小疮粒,俗称粉刺。

上十五味,㕮咀诸药,以腊月猪脂一升,微火煎三沸三上下,去滓,末下①,搅令调,膏成。傅疮上,日三。

治皶疱,**鸬鹚屎膏**方。

上取鸬鹚屎一升,捣筛,腊月猪脂调和傅之。

治发颓,**生发白芷膏**方。

白芷　蔓荆子　附子　防风　芎䓖　莴草　细辛　黄芩　当归　蜀椒各一两,汗,去闭口　大黄一两半　马鬐膏五合,此所用多无

上十二味切,以腊月猪脂三升合诸药,微火煎三上下,白芷色黄膏成。洗头泽发,勿近面。

治妇人乳肿痛,**丹参膏**方。

丹参　芍药各二两　白芷一两

上三味,以苦酒渍一夜,猪脂六合,微火煎三上下,膏成傅之。

治头白颓疮,发落生白痂,经年不差,

---

① 末下:《外台》卷三十二引本方作"入麝香",义较明。

五味子膏方。

五味子二分　菟丝子五分　苁蓉二分　雄黄一分　松脂二分　蛇床子　远志去心,各三分　雌黄　白蜜各一分　鸡屎半分

上十味,以猪膏一升二合煎,先纳雌黄,次纳鸡屎,次纳蜜,次纳松脂,次纳诸药,并先各自末之,膏成。先以桑灰洗头,后傅之。

治疽瘘、病疥、诸恶疮,连年不差,并小儿头疮,悉治之膏方。

藜芦　附子　芦茹　桂心　天雄　蛇床子　野葛皮　雄黄　乱发洗　白芷　半夏汤洗　矾石　细辛　杏仁　芎䓖　芍药　白术　乌头各二两　黄连　当归　藁本已上各二两　斑蝥①　茵草　巴豆去皮、心　黄柏　吴茱萸　蜀椒各一两,去目、闭口,汗

上二十七味㕮咀,以苦酒渍一夜,以腊月猪脂四斤,微火煎令酒气尽,膏成。

---

① 斑蝥:原作"斑猫",乃"斑蝥"之俗写,今以"斑蝥"律之,后不再注。

日四五傅，用多妙。

治久病疽诸疮，**野葛膏**方。

野葛皮　黄连　细辛　杏仁　茵草　芍药　藜芦　附子　乱发　芦茹　芎䓖　白芷　蛇床子　桂心　藁本　乌头　白术　吴茱萸　雌黄　矾石　天雄　当归 已上各二两　斑蝥　巴豆 去皮、心　蜀椒 去目、闭口，汗　黄柏 各一两

上二十六味㕮咀，各捣筛，以猪脂五升于铜器内，微火煎诸药七沸七下，绞去滓更煎，搅匀成膏。以敷疮上，日四五。

丹砂膏方三首。

丹砂 五两　芎䓖 三两　大黄 二两　蜀椒 二两，去目，出汗　白芷 二两　麝香 三两　升麻 二两　野葛皮 二两　麻黄 五两，去节　丹参 五两　巴豆 二升，去皮、心　桂心 二两　附子 十二枚　皂荚 二两，去皮、子

上十四味①，以猪脂六升，春夏共用，

---

① 十四味：原作"十五味"，据《丛书集成》本及药物组成实数改。

调和在后方消停。

又方

丹砂三两　芎䓖三两　大黄二两　蜀椒去目,汗,二两　白芷二两　麝香六两　术二两　附子十二枚　干姜五分　野葛二两　丹参六两　细辛二两　巴豆三升,去皮、心

上十三味,秋冬共用,亦在年中有所宜,以意消息。药各捣罗之,巴豆细切,以苦酒渍一夜,量足不须覆之。明旦以猪脂成①六升铛中,微火煎三上下,膏成。勿使人及鸡、犬、猫见。其膏同治,共叙此方,须是细意事持。

又方

丹砂二两,末　蜀椒去目、闭口,汗　大黄　白芷　甘草炙,以上各二两　巴豆三升,去皮、心　麝香　芎䓖各二两　附子二枚　升麻二两　野葛皮　犀角　当归　乌头各二两　丹参一斤

上十五味切,以苦酒渍之一夜,以猪

---

① 成:通"盛",装入。

脂六升,微火煎三上下,膏成,绞去滓用之。此膏是四时常用,日三。此方无比。

丹砂膏叙治百病:伤寒、温毒、热疾,服如枣核大一枚。鼻塞,取半核大纳鼻中,缩气令人聪里①。若耳聋,取如两枣核大,烊之如水,纳其耳中,三五年聋可差。或寒癖腹满坚胀,及飞尸恶毒楚痛,温酒服。霍乱当成未成,已吐未痢,白汤服枣核大;若已痢一两行,而腹烦痛,更服之。眼中风膜膜②,或痛,常下泪,取如粟大注眼中,自当泪③止,或半日④痛便愈。又胸背、喉颈痛,摩足,口中亦稍稍令常闻有膏气。人体自有不同者,易为药,当服取利为度,老小增减。服膏之法:得利,若不

---

① 聪里:义晦,疑"聪"为"抽"之误。抽里,将药气吸入鼻内。

② 膜膜:此指模糊不清貌。

③ 泪:原作"下",诸本同,据前"痛常下泪"文义改。

④ 日:原作"目",诸本同,乃形近致误,据文义改。

利,如人行十五里可与热饮发;当预作白薄粥,令冷,若过利要止者,多进冷粥便住,若能忍,待药势尽,自止更佳。

赤膏治百病方。治病同丹砂膏用之。

野葛皮一两　白芷一两　蜀椒二升,去目、闭口,汗　大黄　芎䓖各二两　巴豆三升,去皮、心　附子十二枚　丹参一斤　猪脂六升

上九味㕮咀,以苦酒渍一宿,合,微火煎三上下,白芷黄即膏成,绞去滓用。伤寒鼽鼻①,温酒服如枣核大一枚。贼风,痈疽肿,身体恶气,久温②痹,骨节疼痛,向火摩之。瘑疥诸恶疮,以帛薄之。鼠瘘、疽、痔下血,身体隐疹,痒搔成疮汁出,马鞍牛领,以药敷之即愈。腰背手足流肿,拘急屈伸③不快,以膏敷之,日三。妇人产乳中风及难产,服如枣核大,并以膏摩腹立生。如食鱼哽,日五服愈。如耳聋,以膏如小豆大,着耳中。患息肉,以膏

---

① 鼽(qiú 求)鼻:鼻塞流清涕。
② 温:疑为"湿"之误。
③ 伸:原作"中",据《丛书集成》本改。

纳鼻中愈。眼齿痛,以膏①如粢②注眦中。白卢翳③当④瞳子视,以膏如粟注眦愈。

治熛疽,**丹砂膏**⑤方。

丹砂末　犀角　夜干　大黄　芎䓖　麝香末　黄芩各二两　生地黄十两,切　升麻　前胡　沉香各三两　青木香一两

上十二味㕮咀,以苦酒渍淹一宿,以猪脂五升微火煎三上下,绞去滓,纳丹砂⑥、麝香末,搅调,稍稍服之。

治熛疽,**麝香膏**方。

麝香末　凝水石　黄芩　丹砂末　芎䓖　鸡舌香　青木香各二两　茵草三两　升麻三升　羚羊角　夜干　大黄　羊脂各三两　地黄汁一升

---

① 膏:原作"痛",据《丛书集成》本改。

② 粢(zī 资):稷,粟米。

③ 翳:原作"医",音近致误,据文义改。

④ 当:遮蔽。

⑤ 膏:此前原衍"服"字,据本卷目录及《丛书集成》本册。

⑥ 丹砂:原作"丹参",据前药物组成改。

上十四味切,以苦酒渍一夜,用猪脂六升微火上煎三上下,绞去滓,纳麝香、丹砂末,搅令调膏成。以摩病上,甚良。

治疗①肿,**生芎䓖膏**方。

生芎䓖汁一升　丹砂二两　生地黄二斤　白芷三两　大黄三两　麝香末,三两　甘草三两,炙　当归二两　升麻二两　薤白八两

上十味②㕮咀,以苦酒渍一夜,猪脂五升微火煎三上下,膏成,摩于肿上。

治㿲疽始发未曾治,宜速服**丹砂膏**方③。

丹砂末　犀角各④二两　夜干三两　生地黄十两　大黄三两　升麻三两　芎䓖三两　麝香二两　前胡三两　沉香二两　黄芩三

---

①疗:原作"丁",古今字,今以"疗"字律之,后不再注。

②十味:原作"十二味",与前药物组成实数不合,据《丛书集成》本改。

③丹砂膏方:此方与前"丹砂膏方"药物组成同,惟药量稍异。

④各:原脱,据前"丹砂膏方"补,否则"丹砂"无用量。

两　青木香一两

上十二味㕮咀，以猪脂五升微火煎三上下止，绞去滓，入麝香、丹砂末，搅令调。温酒服如枣核大，日三服。

治风温、病疽、诸恶疮经年不差，其著胸、臆、背，日大不可视之，恐见肺中①髓者，皆主之。傅当火，须以意用之。丹砂膏方。

丹砂末　雄黄末　附子　天雄　干地黄　大黄　当归　秦胶各二两　乌头　桂心　黄连　松脂　茼芋②各四两　蜀椒一升，去耳，汗　干姜二两　巴豆一百枚，去皮、心　蜈蚣四枚，去头、足，赤者　石南草二两

上十八味㕮咀，十六味以苦酒一斗渍一夜，以猪脂六升微火煎三上下，药色膏成，绞去滓，纳二石末，搅令调。傅疮，有口亦可兑疮口。此脂多，治合即随多少，苦酒不必尽一斗，以意量用之。

① 中：原作"肺"，涉上"肺"字抄误，据文义改。
② 茼芋：考无此药，疑为"茵芋"或"茼草"之误，俟考。

治痫疥癣,诸恶疮,**丹砂膏**方。

蜀椒三升,去目,汗　丹砂　细辛　桂心各二两　附子三十枚　前胡　白芷各切一升　芎䓖切　白术　吴茱萸各一升　当归一两

上十一味㕮咀,诸药惟椒、茱萸不捣,以苦酒渍一夜令淹,以猪脂不中水者十斤,细切,令诸药于铜器内煎三上下,白芷黄成膏,以棉布绞去滓。如患风温肿不消,服如弹丸大一枚。若鼻塞不通,以膏着鼻中。若青盲、风目、烂眦痒痛,茫茫不见细物,以棉絮裹箸头注膏中,以傅两眦,至卧时再傅之。齿痛亦如耳聋,亦准之。诸恶痛皆治之。金疮、牛领、马鞍疮,亦可傅之。治下赤、腹中有痛并瘘疾,在外即摩之,在内即服之如弹丸大一枚,日三服。此膏无所不治。

治小儿头疮并恶①,**紫草膏**方。

紫草三两　黄连　女青　白芷各一两　矾石三两,烧令汁出　苦酒五合　生地榆根一两

---

① 恶:此后疑脱"疮"字。

上七味内,三味矾石、紫草、黄连为末,入诸药煎,白芷黄膏成,傅疮上。

治小儿热疮,**水银膏**方。

水银二两　胡粉二分　松脂二两　猪脂四升

上四味,煎松脂、水银气出,下二物①,搅令不见银,放冷,以敷疮上。

治火疮,**柏皮膏**方。

上柏②皮去黑皮,用白肉,以猪脂少多煎,去滓,候凝,随意使之。

治熛疽浸淫广大,赤黑烂坏成疮,**羊髓膏**方。

羊髓二两　大黄二两　甘草一两　胡粉二分

上四味㕮咀,以猪脂二升半并胡粉微火煎三上下,绞去滓,候冷,傅疮上,日四五。

治热毒并结及肿成疮,**升麻膏**方。

① 二物:原作"三物",据前药数改。
② 柏:原脱,据方名补。

升麻三两　白术一两　牡蛎三分　白及二两　白蔹二两　茵草二分　夜干二两　大黄二两　黄连二两

上九味㕮咀①,以猪脂三升微火煎,膏成,绞去滓,以敷疮上,日四五。

治热疮,**生地黄膏**方。

生地黄　白蔹　白芷　黄连　升麻　黄芩　大黄已上各十两

上七味㕮咀,以猪脂一升半微火煎成膏,绞去滓,傅疮,日四五。

治恶疮皆烂,**雄黄膏**方。

雄黄　矾石末　藜芦　当归　黄连　附子各二两　茵草　芎䓖　白及各一两　巴豆六十枚,去心、皮

上十味㕮咀,以猪脂二升微火煎,膏成,绞去滓,纳石末,搅调,傅疮,日四五。

治病疽瘘,**水银膏**方。

水银二两半　胡粉二两　松脂二两　猪脂四升

---

① 咀:原作"疽",据嘉庆本、《丛书集成》本改。

上四味,先煎松脂,水气尽下胡粉,搅令水银尽不见,可傅疮,日三。亦治小儿痱热疮、头疮。

治痱、瘭疬疮,**白蔹膏**方。

白蔹三两　　白芷三两　　芎䓖　　大黄　　黄连各二两　　当归三两　　黄柏二两　　豉八合,炒　　羊脂三两　　猪脂二升

上十味㕮咀,以二脂合煎,纳诸药微火煎,膏成去滓,候凝傅之。

治皮肤中热痱、瘭疬,**白蔹膏**方。

白蔹　　黄连各二两　　生胡粉一两

上捣筛,溶①脂,调和傅之。

治热疮,**生地黄膏**方。

生地黄四两　　黄连四两　　大黄三两　　黄柏　　甘草炙　　白蔹　　升麻各二两

上七味㕮咀,以猪脂二升半微火合煎,膏成,绞去滓,候凝,可傅之。

又方,治热疮,**生地黄膏**方。

生地黄四两　　黄连五两　　白蔹　　芍药

---

① 溶:原作"容",据《丛书集成》本改。

白及各二两　苦参　升麻各三两

上七味哎咀,以猪脂二升半,纳诸药同熬,膏成去滓,候凝傅之。

治温热诸疮,**黄连膏**方。

黄连　白蔹　白芷各二两　生胡粉一两

上四味细筛,用猪脂调涂之。

治热疮,**蛇床子膏**方。

蛇床子二两　干地黄二两　苦参一两　大黄二两　通草二分　白芷　黄连各一两　狼牙二分

上八味捣筛,为细末,用猪脂以意调和涂之。

治热疮,**木兰膏**方。

木兰一两　白芷　黄连各三两　黄柏二两　芍药一两　栀子二十一枚　黄芩二两　狼牙二两　夜干一两　蛇床子一两

上十味哎咀,以猪脂二升合诸药,微火煎,膏成去滓,涂傅之。

治热疮,**黄连膏**方。

黄连　生胡粉各三两　白蔹二两　大黄

二两　黄柏二两

上五味为末,用猪脂以意调和涂之。

治灸疮,**甘草膏**方。

甘草一两　当归一两　胡粉半两　羊脂一两半　猪脂三两

上五味㕮咀,以猪、羊脂并诸药微火煎成膏,绞去滓,候凝傅之。

治诸痈破后大脓血,极虚,**黄芪膏**方。

黄芪　附子　白芷　甘草　防风　大黄　当归　续断　芍药各一两　苁蓉一分　生地黄五分　细辛三分

上十二味切,以猪脂三升,纳诸药,微火慢煎,候白芷黄色膏成,绞去滓,候凝涂疮,摩四边、口中,日四过。

治痈疽已溃,**白芷摩膏**方。

白芷三分　甘草三分　乌头三分　薤白十五枚　青竹皮如鸡子大一块

上五味,以猪脂一升合煎,候白芷黄膏成,绞去滓,涂四边。

治诸疽疮膏方。

腊一两 乱发 矾石熬,各一两 松脂一两,拣 猪脂四两

上五味,先下脂煎令消,下发,发消下矾石,矾石消下松脂,松脂消下腊,腊消膏成,滤过候凝,涂傅之。

治鼻中塞,利鼻,**白芷膏方**。

白芷 通草 蕤核各一分 薰草二铢 羊髓八铢 当归一分

上六味,以清酒炼羊髓三过,㕮咀诸药,煎膏成,绞去滓。用小豆大纳鼻中,日三。

治竹木所刺人手足,壮不出脓,疼痛,**羊屎膏方**。

上取干羊屎捣筛,用猪脂和,以涂之疮口,立出。

治汤沃①人肉烂坏,**术膏方**。

术二两 附子二枚大者,炮 甘草一两 羊脂五两 松脂鸡子大一块 猪脂五两,不入水者

上六味,微火上煎猪脂,后纳羊脂并

---

① 沃:原作"泪",据《丛书集成》本改。

诸药,又煎膏成,绞去滓,候凝涂疮上,日三。

治火烧烂坏,**柏皮膏**方①。

柏树皮四两,去黑处　甘草三两,细切　淡竹叶二两,切

上三味,以不中水猪脂一升二合人药煎,膏成绞去滓,涂疮上,日三。

又方

麻子一合,取仁　柏皮一两,取白　白芷一两　生柳皮一两,去白

上四味㕮咀,以脂②一升同药煎,膏成滤去滓,候凝傅疮,日三。

治瘑疽、疥癣及恶疮,**芦茹膏**方。

芦茹三两,漆头者　雄黄　雌黄末,各一两　丹砂一两,研　乱发半两,洗

上五味捣筛令调③,先用猪脂二升半

---

① 治火烧烂坏,柏皮膏方:此9字原作"又方",据本卷原目录改。

② 脂:此上疑脱"猪"字。

③ 调:此后原衍"煎以"2字,义不可训,据文义删。

煎发取尽,纳诸药,微火更煎,候膏成。不令他人、鸡、猫、犬见。傅疮上,日三。

治妇人妒乳生疮,**雌黄膏**方。

雌黄　白蔹　雄黄　漆头芦茹各一两
乱发一团,如鸡子大

上五味,各研捣筛,以不中水猪脂二升,先煎乱发令尽,下诸药,再微火煎,候膏成放凝。涂疮上,日三四。

治诸恶疮,**麝香膏**方。

麝香　冷石①　雄黄　丹砂各五分

上四味,各细研如粉,以腊月猪脂量其多少调和。如涂傅疮时,先用大黄汤放温洗了,淹②干,然后涂膏。

治头疮、恶疮、骨疽等,**牛屎熏**方。

取苦瓠,截除底,断其鼻,取牛屎着地上烧,以无底瓠笼屎上,引烟从瓠空③中出,以疮着烟上熏之,自然止,过三度

① 冷石:寒水石之异名。
② 淹:诸本同,据文义似当作"掩",或形音相近致误。
③ 空:同"孔"。

即除。

治诸伤①,六物灭瘢膏方。

衣中白鱼　鸡屎白　鹰粪白芍药　白蔹　白蜂等分　上药研如粉,以乳汁和,涂瘢上,日三良。

《小品》灭瘢方。

鸡矢②白一两　辛夷仁四分　白附子二分　细辛二分

上四味,酒浸一宿,以羊脂六合微火煎三上三下,去滓,伤瘢以甘草汤洗讫涂之。一方有桂心二分。

又方

鹰屎白一两,研,白蜜和,涂瘢上,日三。

---

① 治诸伤:此3字原脱,据本卷原目录补。
② 矢:同"屎"。

南陵徐乃昌影摹宋本重雕

跋

《刘涓子鬼遗方》五卷,齐·龚庆宣编。首有永元①元年刘道庆序,宋刊本,每半页十三行,行二十三字,高七寸三分,广四寸,单边白口。五卷,卷一、卷三、卷五卷首跨两格大字,卷二、卷四小字,与卷一、卷三连接中缝止一"鬼"字,在上鱼尾上,他本皆罕见。《敏求记》藏宋钞,以为难得,北宋刻更足珍护。假瞿氏本摹传,序有难解语,《敏求记》节取数语,皆易晓者。读画斋刻不言何本。"余从祖叔涓子",顾改"从叔祖",前云"从祖",后云"舅祖",前后歧异。按古"从叔祖"之称,不如"叔涓子"之妥。陆䣭宋楼藏明钞,钱遵王藏宋钞,至刻本止艺芸精舍有之,

---

① 永元:原作"永明",据《宋以前医籍考》引文改。

即此本矣。读画斋据旧钞校正宋刻,颇有似者,今录如下。卷一有"彼疮者","彼"作"被";"刘氏昔既龚方","既"作"寄";"歧伯答曰","歧"皆作"岐";"未之痈疽","之"作"知";"其六可刺","其六"作"六日";"此起有所逐","此"作"比";"三十九","三"作"二";"亦引为床疫","疫"作"痰";"六十日可刺","刺"作"刘";"跌上坚死","跌"作"趺";"及发乳",无"发"字,作"口"。卷二"出小麦散方","麦"作"麦";"调日饮","日"作"日";"黄苓","苓"作"芩"。卷三"陕痢为度","痢"作"利";"乳下复柱","柱"作"住";"治痈疽始一二痛,猪肝薄方"、"治痈疽白薮薄方",读画斋本二行前后颠倒;"治痈疽消脓木占斯方",读画斋本"斯"后有"散"字;"治痈疽瓮膏方","瓮"作"兑";"乃注于经络",校语"经络"下句有错误;"去其寒,十岁死",校语"岁"下注似误;"肉宾肉宾",校语似误,按"寅"即"肉"字也;"二燥輒之","輒"后有"易"字;"修如食法","修"作"治";"先以水斗五升","斗"前有"一"字;"小便痫倍之","痫"作"利";"方正桂为异,故两存焉",校语"焉"下注:"按正桂句似误";"令干复溃,溃后复熬","溃,溃"作"渍,渍";"方寸匕,尽夜","尽"作"昼";"苦酒溃小豆","溃"作"渍";"疮由未开","由"作"口";"治痈兑膏","膏"后有"方"字;"一十枚",作"十枚";"食肉青膏方","青"后有"龙"字。卷五"治疽漏病疥恶疮膏方"、"治头白颓经年五味子膏方",二行前后颠倒;"木兰膏方"下有"治热疮黄连膏方";"灭瘢膏方","盘"作"瘢";"疮内日方","日"作"口";"勿肉兼新","肉兼"作"字兼";"屈中不快","中"作"申";"右十二味",作"十味";"六十枚,去心皮","心皮"作"皮心";"右捣筛,容脂调和傅之","右"后有"三味"二字,"容"作

"溶";"又方治热疮",无"又方"二字。此宋本误而顾校是者,未敢轻改而著于此。南陵徐乃昌撰。

刘涓子治痈疽神仙遗论[1]

东蜀刺史　李顿　录

辨痈疽

夫人不节嗜欲，不顺时令，则荣卫气血凝涩，气虚而凝滞，血涩而不行，着处尽成痈疽。疽之症也，皮厚坚如牛领。痈者，皮薄肿高。痈发或满光坚，易疗，难将息。疽发或如小疖，触即彻心痛，四边微起，上如橘皮色，红赤不全变，脓水不甚

---

[1] 刘涓子治痈疽神仙遗论：本书辑自清·陆心源《群书校补》卷二十五。陆氏曰：《神仙遗论》《刘涓子男方》十卷，宋·龚庆宣撰著。《唐书·经籍志》、《新唐书·艺文志》著录同。南齐《书录解题》有《刘涓子神仙遗论》十卷，题东蜀刺吏李顿录，似即一书。今只有《鬼遗方》五卷，石门顾修刻入《读书斋丛书》中。《神仙遗论》一卷，唯见钱氏《读书敏求记》，六朝著述，传世日稀。余藏有旧钞本，今录如下，以补顾刻之缺。

出,至七八日,疼闷喘息不止。痈疽初发并宜灸,脓成宜针,出脓之后,人必生之。疽将息甚易平复,但人不能决意出脓,误至于死。疽皮厚宜烙,痈薄宜针。毙者,多因方法杂乱无次,临事仓促,谁复定其是非,以此惑人,所以毙也。若审其名候,不失其时,以针烙之,自疗亦差。然而内有根,须用药以攻其内,托之补之,宜顺之,宜实之。惟急惟速,方能救生,不可缓慢,缓慢则毒气展引开阔。初然不问有脓无脓,急以攻肿白药外围之,不令引开旁肿,用药收肿得定,即用拔毒药引导,见脓不拘多少即可喜,但恐无脓出也。脓出之后,又须看肿处,渐渐消退,不痛不热不赤,即是毒气已息,只要安心用平饵,和其五脏六腑,调其饮食,适其寒温,无不愈矣。

辨 发 背

夫人生最可忧者,发背也。其病有

五。一曰阳毒,因风热而有,或患毒消渴,或先患伤寒,余有阳毒,触处蓄积。起于脊膂之间,不问椎数,但从两夹脊起止腰上,满背焮热,状紫抑或赤如焰,脓毒难成,成后不止,止复痛不除,蓦忽数日之间,平复如旧,将谓肿消,乃是内攻内陷,不可疗矣。二曰阴毒,因气冷而作,初如黍米粒,起时情绪不快,倍倍而痛,直应前心,心怔忪,头目昏重,寒热如疟,五七日后,引攻发肿,开阔难收,内即有脓,深沉迟缓未透,宜急以补气汤药内托,外以抽脓药贴之,即平愈无患。三曰有人多服金石烧炼之药,及恶流①滞,成发背者。初起即惊人,热似汤火疮,面色如朱,心膈烦躁,渴多嗜冷,犹轻于阴阳二毒者,缘此有解金石药毒汤散治其内也。赖有根底分明,亦须急疗方妥。四曰有患酒食毒发背者,此疾非近得之,久积脏腑②,乘饥乘困

---

① 流:通"留"。

② 腑:原作"肺",据《疮肿新书·附录》改。

而起,或因食之便睡,或多食酒肉,冷热黏滑,肥鲜炽腻,未下胸膈而恣意房室,或当风取快,脾脏气虚不能承受,发毒攻背两夹脊,不问①椎数。初起痛头如小弹子,后大如拳,坚如石,痛遍四肢,加之拘急,口苦舌干,腹急,大小便涩,十数日后,头面、手足虚肿及脏腑通泄如痢,内急痛者,是其症也。急用收肿发穴溃脓汤药,内实其气,外泄脓水。若放纵迟缓,则皮肉腐坏,伤骨烂筋,渐盛脓多,因而感邪内败者,死矣。五日人有服山岚瘴气,毒发于背者,先亦在脏腑,年月浸远,气血虚损衰弱。初肿色青黑,如靴皮色,渐深附筋骨彻髓,按之如木石,引手探里,方觉似有痛处,至五七日,毒气浮起,肿高色变青白,有拳打之状,寒似疟及有风候,头动口偏,手足厥逆,眼黑②睛小,白多而慢。此内

---

① 不问:原脱,据《痈肿新书·附录》补。

② 黑:原脱,据《痈肿新书·附录》补。

有邪气相搏,急破出青血三五升①,方有黄脓白汁相和发泄。其皮不宽不慢,急胀痛亦不住,直至色退热消方愈。其药在后,并依次用,无不奏效。亦宜急急追脓,赶毒外出为妙。

辨腧法

五脏六腑俞②,第二椎骨下。肺俞,第三椎骨下。心俞,第五椎骨下。心包络俞③,第四椎骨下④。膈俞,第七椎骨下⑤。肝俞,第九椎骨下。脾俞,第十一椎骨下。三焦俞,第十三椎骨下。肾俞,第十四椎

---

① 升:诸本同,疑"次"字之误。若破血三五升,人何以生。

② 五脏六腑俞:背部无此穴,据《甲乙经》卷三,足太阳膀胱经平第二椎骨下应是"风门"。

③ 心包络俞:疑即"厥阴俞"。

④ 第四椎骨下:原作"第七椎骨下",据该穴实际位置改。

⑤ 第七椎骨下:原作"第九椎骨下",据《甲乙经》卷三改。

骨下。大肠俞,第十六椎骨下。小肠俞,第十八椎骨下①。膀胱俞,第十九椎骨下。中膂俞,第二十椎骨下。白环俞,第二十一椎骨下。胃俞,第十二椎骨下。

决生死法

初患肿,三日内灸,生。八日内脓成,针烙导引之,生。慎劳力,生。慎食,生。慎喜怒,生。惧肿猛疗,生。急疗,生。不讳发背,生。待脓自出,不导引者,死。未内攻前,针烙导引之,生;内攻后,针烙用药导引者,死。脓成后,不导引不出,但薄敷药者,死。如赤白痢,气急,已是内攻,疗亦死。痈不救,十得五生;疽不救,十全死。轻肿怕痛,必死。节候不依法,必死。愚执恣意,用性逸情者,必死。

赤色疽发头额及胸前并手掌中,十日

---

① 第十八椎骨下:原作"第十九椎骨下",据《甲乙经》卷三改。

石①穴者死。七日可刺,出赤血;七日未有脓,不可治。人年二十五岁、三十一岁、六十八岁、七十四岁,已上百神在额,额见血不治。

凡禽疽始发者如疹,数十处如拳打之状。发寒齿噤者,十四日死。十日可刺,导引脓。人年二十一岁、三十八岁、五十岁、四十一岁,已上百神遍身,见血不治。

杼疽发须鬓及两耳,六十五日②死。十日可刺,其脓色异如豆豉。如见血,死。人年十九岁、二十三岁、四十九岁、五十一岁,已上百神在两耳,见血者死。

丁疽发两肩,恶血结留内外,荣卫不通,发成丁疽。五日肿大,令人口噤寒战。十二日可刺;不治二十日死。

蜂疽发背起心俞及心包络俞若肩隅③,二十日不救死,十日可刺。其色赤黑,脓青不治。人年十八岁、二十岁、四十

---

① 石:疑为"不",形近致误。
② 日:原脱,据《疮肿新书·附录》补。
③ 肩隅:即"肩髃","隅"乃"髃"之借字。

五岁、五十六岁、六十六岁、七十二岁、八十九岁,已上百神在两肩隅,不可见血,见血死。

阴疽①发髀及阴股,始发腰强,数饮不能多,七日发坚,肿胀恶疼。心烦躁,死不治。

特疽②发肺俞及肝俞,不救十日死,八日可刺。其色红,赤肉隐起如椒子者,死。人年十九岁、二十六岁、四十九岁、五十六岁、五十七岁、六十二岁、八十岁、九十一岁,已上百神在肺肝,见血者死。

百脉疽③肿起环颈,疼痛,身躯大热,不敢动止,或不能食。此有火炎上,热咳。十五日可刺导引,不刺导引见血,八十日必死。

---

① 阴疽:原作"徐疽",据《鬼遗方》卷一改。
② 特疽:《鬼遗方》卷一作"刺疽"。
③ 百脉疽:《鬼遗方》卷一作"脉疽"。

土龙疽①　大发寒热十数日,有大汗展颈淋身,热极如沸。肿处刺入,出脓可治。若浅刺不入中,脓不出,二十日死。

使荣疽②　肿起发肋及两肩肘头,不救二十日死,九日可刺。其脓赤白相间,若全白无赤,可治。人年十六岁、二十三岁、二十四岁、五十八岁、九十六岁,已上百神在肋胁,不可见血,见血者死。

行疽③　发肿或时复往来,可要其肿所刺之,导引脓出即愈。

勇疽④　发股起⑤太阴,如伏鼠,不救二十日死,十日可刺。脓赤黑死,白者可治。人年十五岁、二十一岁、六十二岁、七十五

---

①　土龙疽:发处未明,《鬼遗方》卷一有"龙疽"与"首疽",龙疽发背,首疽发头。此处后文与首疽相似,而名土龙疽,疑有误。

②　使荣疽:《鬼遗方》卷一作"荣疽"。

③　行疽:原作"冲疽",与后"冲疽"重名,据《鬼遗方》卷一改。

④　勇疽:原作"涌泉疽",据《鬼遗方》卷一改。

⑤　发股起:原作"肿起发",发处不明,据《鬼遗方》卷一改。

岁,已上百神在尻尾间,不可见血,见血死。

痈阳疽①起足趺及足下,不救二十日死,十日可刺。奇痒,脓赤黑死;脓血赤白不多,可治。人年十三岁、二十八岁、五十二岁、七十二岁、九十三岁,已上百神在足下,见血者死。

冲疽发小腹,疼痛而振寒热,四五日变色可刺,即导引出脓。若毒成不出,五十余日死。

瘴熟疽②发两手指及足趾,不救五日死,四日可刺。其色黑不甚,未过节者可治。

内疚疽③发两腋下及两臂并两手掌中,寒热而振,而④嗌干,饮多即呕,烦心,六七八日宜汗,不汗死。

---

① 痈阳疽:《鬼遗方》卷一作"痨疽"。

② 瘴熟疽:《鬼遗方》卷一作"敦疽",疑"熟"为"敦"之误。

③ 内疚疽:《鬼遗方》卷一作"疥疽"。

④ 而:原作"血",据《鬼遗方》卷一改。

阴阳二气疽广阔满背,或大或小不常,肿热胀大。十日可刺,导引出脓,不拘深浅多少。发渴体倦,十日外不见脓,不治。人年三十二岁、四十二岁、五十五岁、六十一岁,已上百神在广背,不可见血,见血者死。

筋疽发夹脊两边大筋,其色苍,八日可刺。有脓在肥肠①中,九十日死。

陈乾疽肿发两肩及两大臂连夹②骨,二十日痛不息,亦不可动,五十日身热不赤,六十日可刺,刺之无血者死。

黑疽发大椎骨上,连两夹脊,七日可刺,导引出脓,不可止。身发痒,后痛,此故伤寒气入脏腑,发为食疽③。九日可刺,导引出之。不刺不导引出,十一日死。

---

① 肥肠:《灵枢·痈疽》《鬼遗方》卷一均作"肌腹"。

② 夹:当为"胛"之借字。

③ 食疽:《鬼遗方》卷一作"骨疽"。

发于嗌名①曰猛疽,不治则化为痈②,痈塞咽,半日死。

发于颈曰夭疽③,大而赤黑。不急治,即热气攻击脏腑,十余日死。

发于腋下赤坚者,名曰米疽。可治。

发于股阳,名曰坠阻痈④。其色不变而臃肿,多附骨,不急治之,三十日死。

发于股阴,曰赤蛇疽⑤。而多攻内,不急治之,六十日死。

发于尻,曰兑疽。其状赤坚急胀,不速治之,三日死。

发于膝,名疵疽。不寒不热,坚而不

---

① 名:原作"口",据《灵枢·痈疽》,《鬼遗方》卷四改。字同。

② 痈:《灵枢·痈疽》《鬼遗方》卷四均作"脓"后"痈"字同。

③ 夭疽:原作"液疽",据《灵枢·痈疽》《鬼遗方》卷四改。

④ 坠阻痈:《灵枢·痈疽》作"股胫疽",《鬼遗方》卷四作"股瓮疽"。

⑤ 赤蛇疽:《灵枢·痈疽》作"赤施",《鬼遗方》卷四作"赤施疽"。

破者死。须以药揉蚀之。

发于胫者,名曰兔啮。近胫下一寸半日①。

发于头,名曰脑烁②。其色黑赤,似紫皮连项,肿痛如针刺,心中烦,燥渴者死。

诸痈发于节而应者,不可治。应者,内发透外也。发于阳者百日死,发于阴者三十日死。

发于足趾曰脱疽,不去者死,赤黑者死。

---

① 近胫下一寸半日:按此7字与前后文不相协,必有脱误。《灵枢·痈疽》"兔啮"后有"其状赤至骨,急治之,不治害人也。发于内踝,名曰走缓,其状痈也,色不变,数石其输,而止其寒热,不死。发于足上下,名曰四淫,其状大痈,急治之,百日死。发于足傍,名曰厉痈,其状不大,初如小指发,急治之,去其黑者,不消辄益,不治,百日死。发于足趾,名曰脱痈,其状赤黑,死不治;不赤黑,不死。不衰,急斩之,不则死矣"效痈;《鬼遗方》卷四亦相类,可参。

② 发于头,名曰脑烁:原作"脑烁",其"发于头"原在上"发于腋下"前,今据文义移此,并补"名曰"2字。

论人身不可患痈疽者七处

眼后虚处,颐接骨处,阴上根毛处,胯与尻骨接处,诸因小肠风湿所成痈疽;颔骨下近耳后虚处,耳门前车接骨处,鼻骨中,并能害人。

已上按法疗亦有得差,惟眼后虚处最险。

左额、右额发赤疽,不拘大小,状如桃李,宜急用药贴,破见脓便无害。

额角上发毒疽及恶疖,为近太阳穴,如肿满,太阳成虚损,近穴而难消,不可破后伤外风水,稍不谨慎,即能害人。亦宜用药溃脓,令生新肉。如经冬月,即成冷疮。缘额角近太阳穴,都为险处。左右太阳穴忽发疽疖及痈,五七日不溃,毒气溜入眼眶,眼合不开,用药贴破,破后慎外风水,少入即损其睛,痊音注,烂也损眼,险而成大疾。

左右眉棱发者,不拘在头在尾,皆为

发眉。其未出脓以前，攻击眉头，恐攻人眼；攻击眉后，攻入太阳。并宜谨慎。

鼻下人中两处发者，为发髭结毒，攻作寒热交并，亦能害人。

下颐发者，为发颐，肥人多有此疾。前胸、乳房、脐涡、两手心①。

左右两腿发，为便毒。交裆左右两阴股近棱线上为偏马坠痈，并防污秽。

正脑上为脑痈及脑疽、脑烁，并在大椎骨上，入发际。脑痈皮薄，易得破，急急出脓不害。脑疽皮厚，难得破，须急发之。脑烁初起如横木橛，上止顶门，下止大椎，发肿如火烧状，其色青黑如靴皮，大硬不破，不见脓即损外皮，如犬咬去肉之迹，难愈。

左右发际起如羊屎，头白肉赤，热痛如锥刺。此疾妇人患多，丈夫患少。始因风湿上攻发际，亦宜出脓而无害。

左右两肩隅多起痈疽，如木石硬而色

---

① 心：此后语义未尽，疑有脱文。

赤头白,肿如手掌,浑浑似热痱子,急须破穴出脓。

两垂珠①,两曲鳅②,两外踝踵上两旁内外踝也。外向为外踝,内向为内踝,三处连大筋,上至脑骨,患时人头全痛。曲鳅中之所患,根在其骨。

两脚心彻骨者不治。如脚心皮微破不深,发脓不多,可治。

左右鬓痈疽疮疖,初起如虫咬,隐疹皮外小起痛肿,不赤不红,难见脓汁,是为发鬓。此亦危笃之患,多为漏疮。

左右两叉骨接处发痈疽,肿胀及牙关,张口不得。诸因风热上攻,或多食烧炙之物所致,或因患牙,即从牙缝中破而出脓。忌外风水触犯。

垂臂两处发,接骨下臂鹅上起如鸡卵大小,皆由荣卫气血不调所致,喜患处实而不透内,亦宜急为消散。

---

① 垂珠:指睾丸。
② 曲鳅:指膝窝处。

两臂肘起在接骨下,引手至小骨之上发痈疖,此处虽实,乃连大小筋骨,举动不能,垂手不便,多坠痛。如脓深沉彻骨,即伤筋脉,卷缩不舒。宜急以缓慢筋脉药饵治之。

两手背发痈疽,初生无头脑,顽然满手背肿满,聚毒成疮,深入至骨,此即属五种发背毒之类也。

两肋起疽,名为发肋。初肿甚,至十数日不出脓,攻肿大如杯碗,高如鳌,背痛彻内,肠绞刺,左边患右边应痛,右边患左边应痛。唯有此处是内毒,却入内攻,多致死地。急以针刺出脓,免致内攻,则无伤内之患矣。

三里两处痈疽,初发如牛眼睛,色青黑,五七日破穴,出黑血汁脓,肿攻旁肚①,连腿里拘急冷痛②。此因伤筋气劳力所成,宜用汤药注射,去其外毒,方能

---

① 旁肚:原作"膀肚",据《准绳·疡医》卷四改。后同。旁肚,鱼肚,小腿肚。

② 痛:原脱,据《准绳·疡医》卷四补。

平息。

两脚接骨近旁肚下一处起丹疽,如胡桃大,硬如物打核之状,不苦痛,但肿而急胀,虑①其损筋,亦宜早出脓,方保平安也。

用 药 法

发背及痈疽皆在背上,不问大小,有无疼痛,或热或不热,或冷或不冷,但从小至大肿起,至一尺以上者,赤引炽热,即用紧急药围定,不令引开,其中即用唤脓散、聚毒散贴之,急令溃毒外透,内又服排脓缩毒内托汤药。候脓成逐次破穴,看疮口大小深浅。若脓大泄,急须托②里内补。若穴虽破,脓汁不多,再须排脓拔毒。透后慎不令再肿,须疼止③肿消,患人自觉轻便方是。渐愈之后,最宜节慎饮食毒

① 虑:原脱,据《准绳·疡医》卷四补。《疮疡新书·附录》作"疑"。

② 托:原作"抱",据《疮疡新书·附录》改。

③ 止:原作"至",据《疮疡新书·附录》改。

物。热毒方盛,或发大渴,多饮冷水及冷浆之物,此是毒气内攻心脏,舌干烦渴,但以补心气之药内补脏腑即止。凡一切疮肿,始患高肿,五七日忽平陷者,此是毒气内攻,急以内托散及内补①汤药,填补脏腑令实。最怕透膜,膜穿必死。凡有发背、痈疽,外热内疼者,是外有客邪,内有积毒,欲作脓透之候也。如外冷内疼,却由阴气外逼,皮肤上用热物熨之,大热亦不觉者,须用热物前后熨令透,随手便用紧急溃脓毒药,使脓外出,出尽肿平,即用生肌暖疮和气药,令②渐次补,复慎劳力,更切临时看虚实紧慢。

用药次第　凡治痈疽疖,亦须顺时,大约以正月为正。缘天气温和,肌肉缓慢而暖,故易治。其有肉冷者,是病人气虚所致,但以温药调顺气血,外即用温暖溃脓药贴之,候穴抽脓,脓尽即用生肌散长满

---

① 补:原脱,据《疮疡新书·附录》补。
② 令:原作"冷",据《疮疡新书·附录》改。

疮口。若是缓慢延至秋冬,必成漏疮也。或在秋冬发者,因春夏发蒸热毒,遇一阴生后再伏毒;正秋冬间,或食毒物酒面、劳欲之事,忽然而发,初则微小,数日之间肿大,疼不可忍,大便三①七日不过,小便淋沥不止者,是其候也。先调脾脏,气血令实,次服发穴发脓、消毒去积之药,内托温平,不得用大热涩②之药。盖脾系中脏,要和缓,如用热药,恐气涩而不流畅,致荣卫不调也。贴即用温凉药,不得用冷药,恐逼入毒气,须引脓外透,方渐安妥。

痈疽有三等

毒气浮浅属腑,毒气深沉属脏。毒气猛烈而行经络,或浅或深无定,五脏六腑皆受五毒,难为调理,最宜谨慎。

痈发诸处,不问虚实,高肿光泽疼痛,

---

①三:《疮疡新书·附录》作"五"。
②涩:此前据后文"恐气涩而不流畅"句,当有"气"字。

只在皮肤之上,热急胀满,或痒或疼,别无恶候,初用温药平气,次用排脓发穴。穴有孔慎风,仍慎再生脓,如再生脓,为风湿①邪气所搏而然,如前以通和汤药依次第用,不可急性,恐伤气害人也。

痈虽轻,亦能损人。上焦有痈为壅塞实候;中焦有痈为涩滞候;下焦有痈为流注虚候。上焦发为阳,是痈肿上节之患,宜用解利温凉汤药,去其积热上攻,外即贴消肿逼毒膏。如已结定即用发穴药,破出其脓毒,肿平方贴生肉等药,然后敛合疮口。亦虑外伤风水,内食发风动气、酱面热毒等物,忌房事。

中焦至腰上一节,前后心不定所在,皆涩滞处,痈易乘虚而作。不俱大小,心鸠尾最要紧。近两腋是虚处,两胁下至脐上及脐下两旁发痈,慎气伏,硬难溃脓。为此等处偏难发穴,穴后难合疮口,并须

---

① 湿:原作"涩",据文义改。

先服暖内药，后用热①性药贴，令软和，慢慢②破穴，不得急破，急破即朝夕出脓，不治；缓慢出脓，易为将息。后心十一椎脾俞下、十四椎肾俞上下及腰腿两处起痈者，防毒气内攻。凡此等皆是至虚处，倘有痈起，先须补内气令实，方可放③破。盖内气实，则不内攻，易溃。惟腰腿两处多成漏疾，须自节欲。

下焦发为流注虚损之候。前阴股两处起如鸡鸭子大，长横折内，初起肿核结块，后四畔浮肿，相并伏硬，色青黑。先用和平药内服三五日，后用发软散及䤵药，䤵令软即穴。穴后其疮口即随折子内作长长疮口破，急用抽毒膏出脓，脓尽便贴合疮口药。为此处无肉可坏，更不须长肉也。

---

① 热：原脱，据《疮疡新书·附录》补。
② 慢慢：原作"漫漫"，据文义改。
③ 放：疑为"攻"字，形近致误。

腿胫两处起为便毒①。胯下两臀②夹下,大道谷道前、小道水道后成坠痈。人患此痈,皆是虚极。近谷道左右者名痔痈,急补脾脏,贴药用发穴散,破后即用抽脓膏,脓尽用合口散合之。慎勿过冬,即成冷漏,难治。

垂珠左右两处起痈,为偏马坠。初起大小不定,此处微实,皮肉薄、胀紧,亦难合。初然且宜消散药贴,令③内消。若不早治④,亦成漏疮,急宜消散。

两曲鳅、旁肚下,内外两踝,前有臁刃,两边为里外廉。此处近骨,结痈难差,宜收毒散外贴四畔,中心用治肉血药贴无害。下至两脚,两脚发痈疖,其深沉者不治。

疽发诸处,不俱大小,唯起在背,皮厚而紫黑,高肿不常,内疼如锥刺,攻击满

---

① 便毒:原作"辨毒",据《准绳·疡医》卷四改。
② 臀:原作"臂",据《准绳·疡医》卷四改。
③ 令:原作"含",据文义改。
④ 治:原脱,据《疮疡新书·附录》补。

闷，四肢重疼。前心亦病，其在虚处及近筋骨者，脓毒未溃即伤筋骨。内损为疽，属五脏毒气深沉，多气伏而坚实，治不宜缓，诸宜内实五脏，外透皮肤，令绵软匀和，脓方能透，宜用内托实脏气之药，排脓匀气，不比痈毒气浮，无作一类观之。

发背之证，亦有发背痈，亦有发背疽。如毒气勇猛而发，如火焚茅，易为败坏。初发可如黍米粒大，两三日大如手掌面，五七日大如碗面，俱易攻击，掀热赤引状如火，浮面渐溃烂开阔，发肿如吹状，外烂皮肉如削去，紫瘀脓血多而肿不退，疼亦不止，发渴发逆，饮食不下，呕吐气急。浮浅开阔者，犹宜发脓托毒汤药，用之必愈。其间有只如盏面大者，非是毒不大，缘深沉内虚，毒气近膜也。此必内攻入脏腑，却分入四肢。先攻头面虚浮，后攻手面，次攻两足面，以①至毒散四肢，势必声嘶气脱，眼黑睛小，手指肿黑如墨，皮肤干

---

① 以：原作"人"，据文义改。

焦，便不可治矣。

[痈疽证治方]

治初患痈疖，觉在虚处，防其肿胀，内服匀气调脓，**犀角饮**方。

犀角_{法制} 连翘 木漏芦 甘草_{半生半炙} 当归_生 肉桂_{法制}

上六味各一两，净，为粗末。每服二钱，水一盏，姜三片，同煎七分。通口服，不拘时。

次宜服排脓①托毒，**棘针丸**方。

皂角刺_{四两，烧存性} 生甘草_{一两} 川芎_{半两} 乳香_{一分}

上四味为末，炼蜜丸，如梧桐子大。每服十丸，用胡桃温酒下，不拘时。

治痈水脓未尽，宜用暖疮生肉，**干姜散**方。

干姜_{一两，炒黄} 赤小豆_{二两，炒黄} 肉桂

---

① 脓：原脱，据文义补。

法制　炙甘草　草乌头各半两,将其①锉碎,用蚌粉和炒熟,去蚌粉

上五味为散。每服一钱,用陈米饮调,不拘时。

治痈毒生肉平满,去余毒,**金粉散**方。

金瓜根四两,锉,微炒　甘草二两,略炙　羌活一两

上三味为散。每服二钱,生姜、枣子煎汤调下,不拘时。

治痈毒初觉,肿未成结,可以消散,**解毒饮子**。

黄芪二两　甘草炙　生天罗　炒山药　鬼腰带叶各五钱

上五味为粗末。每服三钱,煎至七分,入酒三盏同煎一二沸,去滓服。

贴痈毒令内消,**金黄散**。

白芷　白及　白蔹金州柏各一两,生,晒干

上四味为细末。逐渐用新汲水调贴。

---

① 其:原作"来",据文义改。

治痈疽发背初肿时方。

细辛一两,生　风化石灰二两

上二味共为末。用烧熟苦酒调匀,以鹅翎扫患处,干即再扫,三上,其肿渐消矣。

治痈毒初生,五日内用之即瘥,五日外用无益。

鸽药白鸽粪也　醍醐　消药

上于铜银器中,以微火温醍醐,勿令太热,下鸽药、醍醐、消药各等分,食顷,以重绢滤之,又温之,再食顷,不用滤。以蜡为一小甑子,口如大钱大,用火炙甑口令软,笼肿上,擦四畔勿令漏风。仍烊蜡,以干硬笔点之,涂四畔缝令厚,以醍醐和消药、鸽药,满注蜡内疮中。若大即为大甑子。醍醐能使药气直至疮根;消药能消一切金石;鸽药至冷,微有毒,然亦能消一切金石药毒。醍醐,牛马乳造,为酪酒类也。酪上一层凝者为酥。酥上如油者为醍醐。此方是涓子于一胡人处得之。因未求得消药,未曾试用。观其意理,用之必佳。胡人云:真消药出乌肠国,近汴州遇一泽州僧云:泽州陵川县古贤谷乌肠村有之。其谷有泉水流出,煎之乃成,如粗朴硝。僧又云:黄色者疗肿,兼治大风。白色者,可化金石药之毒。

消痈疽并发背,消毒方。

焦面金星①不拘多少。出岭西。原色白者,和水研傅之,大效。又天仙草,诸发背、痈疽肿毒未溃用之验。其草蔓生,诸处未常有,于杭州山间见之。细捣,以重帛裹之,罨患处,觉皮肤热。如未热,即重加帛,帛热即易之,肿当一日消去。

治痈疽发背,溃后宜用方。

初发时,取草间蛭大者,置之疮上,任其吮脓血,无不效。饱即去之,又用新者。如脓血吮尽后,取藕下青泥傅之,立愈。蛭,东南人谓之蚂蝗,又名为慈牛,池塘田水中多有。

---

① 金星:《痈疡新书·附录》作"金星草",义较明。

治发背初觉小,后五七日赤热肿高,即用罨药,令内毒散,减疼免引方,**乳香膏方**。

乳香一两　青薄荷叶四两

上二味和研匀,厚罨患处,上以青生绢剪靥盖之,觉干再以新水润之,常令湿润,三五度其热毒自然消散。

发背初起,辨是气毒者,属阴,宜用此方。

夜明砂二两　乳香①半两　干砂糖　官桂各一两

上三味为细末,入砂糖,用新汲水调成稀膏,摊于患处,其肿必溃,脓即易透。

治痈破后,其肿不退,疼不止,脓出不住,其人气虚,宜服**内补顺气散**。

白蒺藜二两,炒去角　甘草　桔梗　白芷　栝楼根　山药各一两

上六味为末。每服二钱,水一盏,生姜三片,枣子一枚,煎七分。通口服,不拘

---

① 香:原脱,据《疮疡新书·附录》补。

时。忌一切发风动气等物。

治痈疽气和欲透,肿软欲溃脓,药贴方。

天南星二两　肉桂　川乌头各一两

上三味为末,用暖酒调贴患处,或用姜汁调亦可。贴之一周①可换。如未破穴,再上一度;如已有头穴欲破,即贴取脓膏,脓尽即贴收脓散。

治痈疽疮毒,收脓,**驼脂膏**方。

水柳根皮四两,净,晒干　当归　芍药　大黄　香白芷各一两

已上前煎。

沥青研　乳香研　雄黄各半两　驼脂一分

上用清麻油五两,将前五味入铛内,瓦盖盖定,以黄泥封口,慢火煎一时即退火,候冷去滓,再用文武火,入后四味重煎,以柳杖不住手打一食时,滴入水中不散,再用黄丹四两,炒令色黑,搅匀,倾入

---

① 一周:一周时,即一昼夜。

水盆内,用手炼匀,临时摊用。

痈疽疮肿,贴抽脓膏,四畔用**收脓散**围定方。

天南星二两　赤小豆三两　白及四两

上三味各为细末,和匀。冷水调,摊上四面肿处,用绢压之。

治死肉臭秽与好肉相缀,须用猪蹄汤熨拭,令死肉相离,别生好肉,**猪蹄汤**方。

当归　黄芩　大黄　川芎　甘草

上五味各等分,为粗末。每用一两,用猪蹄水二升同煎十数沸,去滓,通手淋洗,熨拭患处,次日死、活肉相离矣。

治破穴后误入皂角水及一切毒水于疮内,疼痛出水方。

煎甘草末半两　干砂糖　糯米末各半两

上三味调和,摊上,绢压贴之。候干,其毒水收出。此药兼出驴涎、马汗、尿屎一切毒水。

蚀一切疮口黑烂死肉方。

胡椒半两　腻粉一分　乌梅肉半两,烧

存性

上三味同研匀。每用少许傅死肉上，外用醋调面糊靥子盖之，次日蚀下，即用生肉药贴之。

将息法

凡人患痈疽发背至危甚者，因出脓毒气多虚，易于惊悸，须于清静室中将息调理，不得涉家务事，不得喧闹。凡瓷器铜铁之声，驴鸣马嘶，猫犬叫吠等项，皆须防之。或有婢妾之人，概不得令近。一切喜庆事可令知之，其有不称意及恶闻之事，不得与闻，恐动气有也。眠坐处常令软物铺衬。食物不得半生半冷，常食和淡，不得酸咸。如夏月，切忌当风处坐卧。衣物有脓血不净者，常令打洗，不可令闻臭秽气。早晨洗涤手面，夜以温汤濯足。慎劳力、叫唤、嗔怒及久行、久坐、多言语。倘沐浴，宜急合疮口，伤之恐难收口，并有努肉①难平。一切毒物发气者,不得用薰香。须候气血完全,饮食有味,脚膝筋脉壮健有力,方可放心。其房室嗜欲,切勿纵恣,自误非细。

针烙宜不宜

凡痈疽在虚处及眼不见处,皆是恶证。如发肿高,紫赤,皮薄光泽,凡里有脓毒,诸药贴不破者,宜用熟铜针于油火上燎透,先用墨笔点却当头,后以铜针浅浅针入,随针而出脓者,顺也。若不随针出脓,当用白纸作细纴,纴入针孔,引出其脓毒,当时肿退几分便好。如肿不退,是一逆也。肿不退,脓出后疼亦不退,二逆也。肿疼不退除,病人不觉疮轻,三逆也。虽针破出脓,亦无所济,须急用引脓托里汤药,以助其势力。更有痈生实处,不问浅深,有脓即开,用针烙无害,迟缓恐伤筋

---

① 努肉:即"胬肉","努"为"胬"之借字。胬肉,高突于疮口之肉芽。

骨。凡近筋脉骨节空处，不得乱行针烙，恐反致他病也。

疽初生赤硬，或在虚处毒气浅，或在实处毒气深，须仔细辨认。仍问病人疼痛觉深觉浅。其患处疮头不拘多少，其间须有一个最大者，即是大脓窍，当用熟铁大针头如钗脚者，于麻油灯上烧令热透，插入一寸至二寸。当下恐未有脓出，却用纸纴纴入，直候次日取出，其脓即随红下矣。脓色黄白即好；若黑赤色，恐后有鲜血出，恐患人寒战不禁，须预补之。其虚处，不得乱行针烙。

凡人患发背，先审其患甚①毒。不问正与不正，但从大椎骨下止②脾俞上、脾俞下，其色赤烂，初生虽小，渐渐至大，觉自有脓成，便用火熟铁针当正头烙之。其针烙，并用麻油灯火上烧令通红，平平烙入可二寸。初用烙针，须从横插入，不得

---

① 甚：什么。

② 止：至，到。

正入,恐烙透膜也。如已有破处,皮烂溃熟,更不得用针烙。如横长赤引开阔,当须两头下针,令脓随针出。肥人脓汁多,瘦人脓汁少。如肥人却少,瘦人却多,多是肉败坏成脓,少是肉不腐烂,尤宜详审,不得便行针烙。亦看人气脉匀和,荣卫气接,血脉不至凝滞,针烙无害。若气虚脉大者,不可乱行针烙,先看皮纹紧慢厚薄,如紫黑色光泽者,可用针烙,如皮肉未变,针亦无济。穴成用针,只欲引脓。如针刺无脓,是气伏也,不可针烙。亦有妇人患发背,五七日肿大,赤引开阔光坚,紧急作脓,肿痛不能破,不问气实不实,便可针烙。盖妇人阴气反成①,阳毒上蒸,背发才得出脓,便无大害矣。

痈疽发背,初起五七日,赤热气盛,肉溃脓成为虚,毒气攻灌满皮肤,其脓溢,塞②在内不出,及用诸般药贴取脓无滴,

---

① 成:音义同"盛",旺盛。
② 塞:原作"寒",形近致误,据文义改。

当用水银角①出脓毒,然后别用药饵。其床上席荐当卧处,并照依病人肿处大小,割去一片,四围以毡褥排定,令病人仰卧,将患处安于床席孔上,密用衣铺衬,不令透缝,床下掘地孔一枚,大小相等,可深五寸许,筑实令紧密,取水银十斤已上,倾入地坑内,四围以胶泥围定,不得言语,卧一时辰,其脓已角出水银坑内矣。

杂 疗

治一切丹毒,**金花散**。

郁金　黄芩　甘草　山栀　大黄　黄连　糯米

上七味各一两,生为末。用蜜和冷水调傅患处。

治痈疽不问气毒、风毒,一切毒气所结,初起高肿,发疼不定,患人喘息气粗,**托毒散**。

大附子一枚,去皮、脐　当归　麻黄　甘

---

① 角:疑为"决",音近致误。

草　桂枝　川芎　羌活　石韦　龙胆草

上九味各半两，为细末。每服二钱，水一盏，姜二片，盐少许，用①煎六分。通口服，空心、日午、夜卧。

治发背不透脓，**溃脓散**。

煨大黄　炙甘草　黄芪　连翘　木漏芦

上五味各一两，为末。每服一钱，煎生姜汤、枣子汤调下，不计时。

治痈疽不拘或风或气所生，但疼痛不急胀②，宜用**缩毒金粉散**。

干葛　甘草　郁金　川芎　栝楼根　香白芷

上六味各四两，并生为末。每服一钱，温酒入蜜调下，不拘时。此药大散五脏积毒凝滞，日三服。

治诸色疮肿，调气顺荣卫，**安神散**。

人参　茯苓　炙甘草③　枳壳　附

---

① 用：疑为"同"字，形近致误。
② 胀：原作"服"，据《准绳·外科》改。
③ 草：原脱，据《疮疡新书·附录》补。

子　白姜　山药　陈皮

上八味各一两,为末。每服一钱,水一盏,姜三片,枣子一枚,煎七分。通口服,不拘时。

治发背内疼如刺,脓未溃,发渴狂躁,止内疼,**调脓散**。

皂角_{烧存性}　生甘草

上二味各四两,为末。每服一钱,无灰酒调下,不拘时。

治发背疮口内满难合,宜用**胜金散**。

黄药_{三两,去粗皮,炒}　白芷　白及　鸡内金各五钱

上四味为末,用新水调,敷周围四畔。

治唇中心发毒,用**槟榔散**。

槟榔　川连各二钱　雄黄　煅黄丹　木香各一钱

上为末,用新汲水调傅。

治发背痈疽出脓后不生肌,**涩肌散**。

血竭五钱　青黛研　黄丹煅,各一分

上三味和匀。先以甘草盐汤洗疮口,

拭干，外以三味作膏贴之，一日一次贴换。

治发背痈疽毒气深沉，患人气粗作呕，宜用**正气顺胃散**。

穀树皮一两，焙　丁香炒　诃子肉各一两，炒

上三味为末。每服一钱，米饮调下，不拘时。

治发背痈疽脓溃后，气虚脾脏滑泄，四肢多冷，宜用**和气散**。

苍术四两，米泔浸三日，用新汲水洗去皮土，切碎，晒干，以米醋炒　炙甘草　青橘皮①各一两，去瓤

良姜　肉桂　干姜各五钱　陈粟半升

上七味为末。每服一钱，用炒茴香末五分相和，温酒调下，不拘时。

治发背痈疽脓尽，生肉平满，宜用紧疮口**生肌青散子**。

槿叶四两，阴干为末　白及　赤小豆各二两

上三味为末。用新汲水调和，摊纸上

---

① 皮：原脱，据文义补。

贴之。

治发背痈疽脓尽,四面皮粘,恐再有脓毒攻起,宜用逼**毒散**。

黄药子　白药子各一两　赤小豆一合

上三味为末,水调傅。

治发背初生,热疼攻肿,筋脉紧急不舒,宜用和筋消气**四虎散**。

生附子一两,去皮　天南星炮　半夏汤洗七次　生狼毒各五钱

上四味为末,热酒调成膏,摊肿处,以热绢压定。兼发穴清脓,贴之须开口①。药干后觉患处如火烧,便是效验。

治小儿痈毒肥疮及一切热毒等疮,**卓绝散**。

鹿梨　苦杖各一两,生

上为末,入轻粉少许,和匀。疮湿,干傅上;疮干,麻油调傅。

治男妇一切痈疽疖毒,**神效方**。

僵蚕十五条,炒存性,研　乳香少许

---

① 口:原脱,据文义补。

上用薤白两三茎，炒。酒调服。

治初生痈疽发背，神妙灸法。

凡人初觉发毒，欲结未结，赤热肿疼，先以湿纸覆肿上，立候视之，其纸先干处，即是结毒要处。灸法：取大蒜头一枚，切片如三钱厚，放上要处，用大艾炷灸之，三炷换一蒜片，凡灸，痛者须灸至不痛为候；不痛者须灸至知痛时方妙。早觉有患当早灸。凡患初起一二日，十灸可十活；三四日，十灸可七活；至五日、六日，十灸三四活；过六日，便不可灸矣。其痈疽有十数头作一处生者，灸法：用大蒜研成膏，作薄饼铺其头上，聚艾于蒜上烧之。此灸法出于古方中，累试累验，不可不知。患人须忍一时之疼，早灸为妙，万勿自误，贻害非细。

患痈疽草药用忍冬草一大握，入甘草一茎，细切，同研取汁，煎数沸，入酒同服。能饮人多服，以小醉为度。又别研一握，罨疮上。不论已破未破，皆可服、可用。

又方取刘寄奴草苗一大握,人生姜一小块,同研取汁,煎数沸,每服一盏。暑月泻下,似欲成痢,入蜜同煎,井水调服,亦佳。

治刀斧打扑损伤见血,**白散子**。

端五日采百草头,不拘多少,熟捣,入水少许绞取浓汁,调石灰,阴干成块。遇损伤见血者,取此石灰细碾,糁疮口,即生肉合口,甚妙。又采薤白、刘寄奴、刺柏叶、韭菜,入干蚕蛾同捣,按所捣药多少,照数筛石灰末调之,更妙。

解虫毒及一切毒,**灵丹**。

朱砂一两,研　麝香二钱,研　巴豆二分,去皮,出油,研　斑蝥一分,去头足,炒半生半熟　雄黄一分　蜈蚣二条,一生一炙　苦菜籽一钱,研　山豆根一两,杵末　续随子一钱,去皮,生用,研末

上药各入乳钵内研匀,于五月五日午时、九月九日配合妙。忌鸡、犬、妇人见。糯米稀糊为丸,如鸡头大。有人中毒,觉胁气满攻,心腹胀痛,更令患人先嚼黑豆

闻香，不腥者即是中毒，便以好茶送下一丸，不得嚼。斯须间，患人觉心头如拽断皮条声相似，毒物便下，或自口鼻或自大便中出。毒物嫩，只为血，老则成鳖。或蜣螂等诸杂蛊毒，或凝血裹其药丸，以水洗净之，药仍可用。如猝中毒牙噤，即打一齿下药。若蛇蝎并马汗一切毒，但以好醋磨涂伤处，立解。忌酒、肉毒食一月。或遇紧急，不拘时日，亦可修合，但贵精①洁耳。

① 精：同"清"。

附 录

《刘涓子鬼遗方》辑佚

一、《肘后备急方》

（卷五）

疗痈疽发坏出脓血，**生肉黄芪膏**方。

黄芪　芍药　大黄　当归　芎䓖　独活　白芷　薤白各一两　生地黄三两

九物切，猪膏二升半煎三上三下，膏成，绞去滓，傅、兑疮中，摩左右，日三。

洗诸败烂疮，**赤龙皮汤**方①。

槲树皮切三升，以水一斗，煮取五升。春夏冷用，秋冬温用。洗乳疮及诸败疮，洗了则傅膏。

---

① 赤龙皮汤方：此5字原在"洗诸败烂疮"前，今据本书体例移此。

治痈疽、瘰疬核不消，**白蔹薄**方。

白蔹　黄连　大黄　茴草　赤石脂　吴茱萸　芍药 各等分

八物捣筛，以鸡子白和如泥，涂故帛上薄之，开小口，干即易之，差。

治发背欲死者方。

取冬瓜，截去头，合疮上。瓜当烂，截去更合之，瓜未尽，疮已敛小矣，即用膏养之。

又方　伏龙肝末之，以酒调，厚敷其疮口，干即易，不日平复。

又方　取梧桐子叶，鳌上煿成灰，绢罗，蜜调傅之，干即易之。

治疥癣。

松胶香研细，约酌入少轻粉，衮① 令匀。凡疥癣上先用油涂了，擦末，一日便干，顽者三两度。

治一切疮肉出。

以乌梅烧为灰，研末傅上，恶肉立尽，

---

① 衮：疑为"兑"之误。

极妙。

治鼠瘘方。

龟壳　甘草炙　桂心　雄黄　干姜　狸骨炙

以六物等分。捣下①,蜜和,纳疮中,无不差。先灸作疮,后与药良。

又方柞木皮五升,以酒一斗合煎熟,出皮煎汁,令得二升,服之尽,有宿肉出愈。

又瘘疮,**生肉膏**。

楝树白皮　鼠肉　当归各二两　薤白三两　生地黄五两

腊月猪脂三升煎膏成,傅之孔上,令生肉。

二、《外台秘要》

（卷二十三）

疗寒热瘰疬散方。

狸骨五两,炙　乌头七分,炮　黄连六分

---

① 下:此后疑脱"筛"字。

上三味，捣下筛。先食以酒服一钱匕，日三良。忌猪肉、冷水。

疗颈下生疮，瘰疬如梅李，宜使消之方。

人参　甘草炙　干姜　白蔹①各四分

上四味捣筛，酒服方寸匕，日三。忌同。

灸瘰疬法。

葶苈三合　豉一升

上二味合捣令极热，作饼如大钱，厚二分许。取一枚当疮孔上，作艾炷如小指大，灸饼上三壮，一日易三饼九炷，隔三日一灸。

疗鼠瘘方。

死蜣螂烧作灰

上一味，苦酒和涂之，数过即愈。先以盐汤洗。

又方　五月五日楼桃捣末。先盐汤洗，拭之令干，以末傅疮上。

---

① 白蔹：《医心方》卷十六引作"白芷"。

又方

乌头炮　附子炮,各二两

上二味㕮咀,著五升醇苦酒中渍之,待干,复纳苦酒中,燥复纳,以苦酒尽,曝令干,捣末。酒服方寸匕,日三。忌猪肉、冷水等。

疗狼瘘。始①发于颈,头肿②有根,起于缺盆上,转连耳根肿大。此得之因忧恚,气上不得下,其根在肺。**空青主之商陆为佐散方**③。

空青研,二分　猬脑二分,炕之　独活一分
猬肝一具,干之　芎䓖半两　女妇草一分
黄芩　鳖甲炙　斑蝥去翅、足　干姜　商

---

① 始:原脱,据《千金》卷二十三、《医心方》卷十六引本方补。后九瘘仿此。

② 头肿:《千金》卷二十三作"肿无头"。《医心方》卷十六引本方作"肿"。

③ 散方:原无,据《千金》卷二十三补。《医心方》卷十六引本方无"其根在肺"至末2句。后九瘘大抵如此例,不再出校。

陆①　当归　茴香　矾石烧　地胆各一分　蜀椒三十粒②,去汗

上十六味③作散,下筛。酒服方寸匕,日三,十五日即止④。

疗鼠瘘。始发于颈,无头尾,如鼷鼠,使人寒热。此得之因食大鼠,余毒不去,其根在胃。**狸骨主之知母为佐散**方。

狸骨⑤　鲮鲤甲炙　知母⑥　山龟壳炙　甘草炙　桂心　雄黄　干姜等分

上八味作散,下筛。服方寸匕,日三。

---

①商陆:原脱,若无则与前方名不合,故据《千金》卷二十三补。

②粒:原脱,据《千金》卷二十三补。

③十六味:原作"十五味",因补"商陆",故据《千金》卷二十三改。后九瘘仿此。

④止:此后原有"忌生血物、苋菜"6字,《千金》《医心方》引本方均无,系王焘所补,今删。后九瘘仿此。

⑤狸骨:原脱,若无则与前方名不合,故据《千金》卷二十三补。

⑥知母:原脱,若无则与前方名不合,故据《千金》卷二十三补。

蜜和纳疮中，无不愈。先作灸疮，后与药良。

疗蝼蛄瘘。始发于颈项，状如蝼蛄肿，溃连生疮，其汁赤黄。此得之食瓜、蝼蛄余毒及果实不去核①，其根在大肠。**荏子主之桔梗为佐丸**方。

桂心　干姜　桔梗　矾石烧　独活各一分　附子一分,炮　椒一百粒,汗　芎䓖半分　龙骨半分　荏子一分

上十味捣下筛，枣二十枚合捣，以酢浆丸如大豆。温浆下五丸。

疗蜂瘘，始发于颈，瘰疬三四处，俱肿起相连溃移。此得之饮流水，水有蜂毒不去，其根在脾。**雄黄主之黄芩为佐散**方。

雄黄　黄芩各一两②　蜂房一具,炙　鳖甲一分,炙　茴香一分　吴茱萸二分　椒一百

---

① 食瓜、蝼蛄余毒及果实不去核：《千金》卷二十三作"瓜果实毒不去"，《医心方》卷十六引本方作"果子瓜实毒不去核"。

② 雄黄、黄芩各一两：此2味原脱，若无则与方名不合，故据《千金》卷二十三补。

粒,汗　干姜一分

上八味捣下筛,作散。傅疮孔中,日十度,十日止。

疗蚍蜉瘘。始发于颈,初得如伤寒。此因食中有蚍蜉毒不去,其根在肾。**礜石主之防风为佐散**方。

礜石　防风①　知母　雌黄　干地黄　独活　青黛　斑蝥去首、羽、足,熬　白芷　柏脂　芍药　海藻一云海苔　当归各一分　白术四分　猬皮四分,炙　椒一百粒,去汗　桃白皮一分,正旦取

上十七味捣下筛,作散。服一钱匕,日三。

疗蛴螬瘘。始发于颈,无头尾,如枣核块块,多在皮中,使人寒热、心痛满。此因喜怒哭泣,其根在心。**矾石主之白术为佐散**方。

白术一分　矾石一分　空青两三分　当

---

① 礜石、防风:此2味原脱,若无则与方名不合,故据《千金》卷二十三补。

归二分　细辛一分　猬肉炙　枸杞根　斑蝥去翅、足，熬　地胆各一分，熬　干乌脑三大豆

上十味捣下筛散。服方寸匕，日三，酢浆服之。病在上侧卧，在下高枕卧，使药流下。

疗浮疽瘘。始发于颈，如两指，使人寒热欲卧。得之因思虑忧悤①，其根在胆。**地胆主之甘草为佐散**方。

雄黄一分　干姜一分　龙胆二分，一作龙骨　石决明　续断　庵蔄根各一分　细辛二分　大黄半分　地胆一分，熬　甘草一分②

上十味捣下筛，为散。傅疮，日四五。

疗瘰疬瘘，始发于颈，有根，初苦痛，历历觉之，使人寒热。此得之新沐头湿，髻发汗流入于颈，其根在肾。**雌黄主之芍药为佐丸**方。

茯苓　续断　矾石烧令汁尽　干姜

---

① 悤：原作"忆"，据《千金》卷二十三、《医心方》卷十六引本方改。悤，烦闷。

② 甘草一分：原脱，若无则与方名不合，故据《千金》卷二十三补。

雌黄　芍药①　桔梗　椒汗　干地黄　常山　空青　狸肉　乌脑并肾肝　斑蝥去翅、足,熬,各一分　附子一两,炮　矾石二分,烧半日　虎指各一分,一云虎肾

上十七味捣筛为散,蜜丸如大豆。夜酒服十丸,日三。

疗转脉瘘。始发于颈,如大豆浮在脉中,濯濯脉转若惊惕,身如振寒热。得之于惊卧失枕,其根在小肠。**斑蝥主之白芷为佐丸方。**

绿青二分　矾石半分,烧半日　防风一分　甘草半分,炙　大黄二分　桂心二分　人参二分　当归二分　升麻一分　地胆一分,熬　白术一分　钟乳一分,研　斑蝥一分,去翅、足,熬　白芷一分　续断一分　麝香一分　麦门冬一分,去心

上十七味捣下筛,蜜丸。酒服如大豆十丸,日三。勿食仓米,慎房百日。

---

① 芍药:原脱,若无则与方名不合,故据《千金》卷二十三补。

疗鼠瘘、诸恶疮方。

苦参三斤 露蜂五两 曲二升

上三味,以水三斗渍药三宿,去滓,黍米二升酿熟饮,日三。一方得猬皮一具。

疗鼠瘘方①。

山龟壳炙 桂心 雄黄 干姜 狸骨炙 甘草炙

上六味等分,捣筛为散。饮服方寸匕,日三。蜜和纳疮中,无不愈。先灸作疮,后与药良。

又方

矾石三分,烧 斑蝥一分,去首、足、羽,熬

上二味捣下筛,用酢浆服半,匕,须臾瘘虫从小便出。

治瘘肿病方。

斑蝥四十枚,去足、翅,熬 桂心四分 芫菁十枚,去足、翅,熬 葛上亭长三十枚,熬

上四味捣下筛,酒服半钱匕,日一。

---

① 疗鼠瘘方:此方与《肘后方》卷五所引用法稍异。

忌生葱。

又疗瘘方。

斑蝥四十枚,去足、羽,熬　地胆三十枚,去首、足、翅,熬　蜥蜴三枚,炙

上三味捣之千杵,蜜和如大豆,服二丸。

又疗瘘,众方不差,效验方。

牡蒙数两

上一味捣之,汤和,适寒温,取一升许,薄疮上,冷易,经宿佳。

痔瘘,**生肉膏方**。

桑薪灰三升,水四升淋之,复重淋之。取三升石灰,熬令黄,纳灰汁中,以两重帛裹绞去滓,更鱼目煎取二升,勿用急火煎。随瘘孔深浅,初时作服散而差。孔若深四寸,纳药与孔里;薤白使濡,安药薤白,入药孔里,若深四寸。随瘘根而灸两处,每处与四十壮。惟勿灸瘘孔。随深浅,去脓散与膏安著疮孔里十五过。少迁延日月取差,肉满脓亦断,神良无比。

（卷二十四）

疗痈肿方。

白蔹　乌头炮　黄芩各等分

上三味捣下筛，和鸡子白傅上即愈。

疗痈肿有热，**黄芪贴**方。数用神验。

甘草炙　大黄　白蔹　黄芪　芎䓖

上五味各等分。捣筛，以鸡子黄和如浊泥，涂布上，随赤热有坚处大小贴之，燥易，甚佳。

疗痈疖诸肿有热方。

地黄三斤，洗，细切

上一味，以水一斗煮取三升，去滓煎汤，令小厚，以涂纸，当疮中央贴之，日再三易，数用大良。并疗牛领上肿。

（卷二十九）

疗竹木刺不出方。

鹿角烧灰末，以水和涂之，立出，久者不过一夕。

疗火烧人肉烂坏，**麻子膏**方。

麻子一合　柏白皮　山栀子碎　白芷　甘草各一两　柳白皮一两

上六味㕮咀，以猪脂一升煎三上三下，去滓，以涂疮上，日三。

疗火烂疮膏方。

柏白皮　生地黄研,各四两　苦竹叶　甘草各四两

上四味切，以猪脂一斤煎三上三下，药成滤去滓，以摩疮上，日再摩。

（卷三十）

疗乳痈方。

大黄　灶下黄土末　生鱼各等分

上三昧捣末，醋和涂，乳痛即止，极验。

三、《医心方》

（卷三）

治耳体隐疹发疮方。

地榆根三两　黄连二两　大黄四两　黄芩四两　苦参八两　甘草六两　芎䓖四两

上七味,以水六升,煮取三升半,浴洗。

(卷四)

治白定①方。

树穴中水汁向东者,就火刮洗白定二三过,即愈。枫树胜也。

又方 生鸡卵一枚,纳苦酒中淹渍令没鸡卵壳,壳欲消,破之,先以白傅,次以黄傅,燥便愈,极良。

(卷十五)

治痈肿痛烦闷方。

生楸叶十重贴之,以布帛裹,缓勿令急,日二易。止痛消肿食脓,胜于众贴。冬以先干者临时盐汤泼润用之。

治痈发背、发房初起赤方。

其上赤处灸百壮。

又方 捣苎根,少水解以薄上。

又方 灶黄土,鸡子白和涂上。

---

① 白定:即白癜。"定"为"癜"之借字。

又方 树上不落桃子,末,以好苦酒和傅上,良。

又云欲使速溃方 水研半夏,鸡子白和涂之,亦能令消。

治痈疖虚肿方。

当归二两 茵草二两 赤石脂二两 升麻四两 白蔹四两 芎䓖四两 大黄四两 干玄参三两

上八物下筛,鸡子白和如泥,涂故布上,随肿所大小作贴贴之,燥复易之。

(卷十六)

治恶气肿毒,**五香丸**方。

薰陆香二分 藿香二分 青木香二分 鸡舌香二分半 鬼白二分 大黄八分 当归五分 升麻三分 朱砂一分半 牡丹二分 雄黄一分

上十一物捣下筛,蜜和为丸。清白饮一服四丸,丸如小豆大,日再。

治恶气毒肿,**五毒膏**方。

蜀椒二两 当归二两 朱砂二两 乌头

一升　苦酒一升半　猪肪六斤　巴豆一升,去心　雄黄二两

上八物哎咀,以苦酒淹一宿,纳猪肪合煎,微火上三上三下,药成。向火摩肿上,日三。

治恶脉肿毒汤方。

乌扇二两　升麻二两　栀子仁十四枚,破

上三物切,以水三升煮取一升半,分再服。以滓薄肿上,甚良。

治恶脉毒肿,**升麻汤**方。

升麻一两　吴茱萸一两　薰陆香二两　鸡舌香一两　雄黄一两　鳖甲一两,炙　甘草一两　乌扇三两　青木香一两

上九物,以水七升煮取二升半,适寒温,分三服,相去里。治脉肿神良。

治蚯蚓瘘方。

鸭膏和胡粉傅疮,亦灵。

（卷十七）

治恶创① 方。

---

① 创:为"疮"之借字。

用杏仁熬令黄黑,豉熬令黑焦,膏和傅上。

治卒发热创方。

炭长二尺许,烧令赤,以水二升灌之,出炭取汁浴三即愈。

治疽创方。

乌贼鱼骨作屑,鲫鱼胆十四枚和,取与散合,傅创上,三愈。

(二十一)

治妇人阴蚀,**当归汤**方。

当归二两　甘草一两　芎䓖一两　芍药一两　地榆三两

上五物,以水五升,煮三升洗之,日三夜一。

治女人交接辄血出方。

桂心二分　伏龙肝三分

上二味酒服方寸匕,日三。

声 明

由于年代久远,在本书的重印过程中,部分点校及审读者未能及时联系到,在此深表歉意。敬请本书的相关点校及审读者在看到本声明后,及时与我社取得联系,我们将按照国家有关规定支付稿酬。

天津科学技术出版社有限公司